LES GRANDS TRAVAUX

DE LA

VILLE DE PARIS

ET

LES BONS DE DÉLÉGATION

PAR.

E. BARONNET.

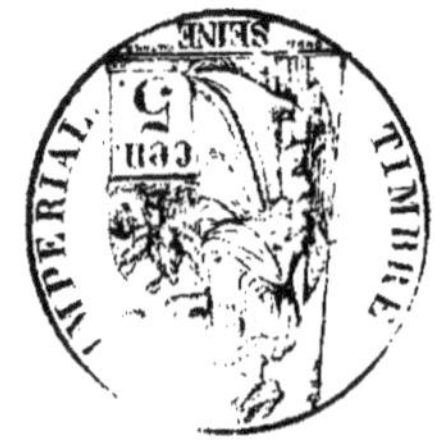

SYSTÈME

DES

BONS DE DÉLÉGATION

POUR ASSURER L'EXÉCUTION PROMPTE ET RAPIDE
DES GRANDS TRAVAUX DE PARIS ET DES PRINCIPALES VILLES
DE FRANCE

MÉMOIRE

PRÉSENTÉ A M. LE BARON HAUSSMANN, SÉNATEUR, PRÉFET DE LA SEINE,
LE 15 JANVIER 1863

PAR

E. BARONNET

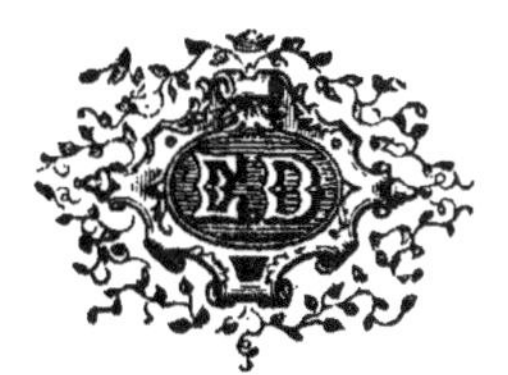

PARIS

E. DENTU, LIBRAIRE-ÉDITEUR

PALAIS-ROYAL, 17 ET 19, GALERIE D'ORLÉANS

———

1867.

SYSTÈME

DES BONS DE DÉLÉGATION.

SOMMAIRE.

I

Avant-propos.

La reconstruction de la ville de Paris est peut-être, de tous les faits accomplis depuis 1848, celui qui laissera le meilleur souvenir dans l'histoire de notre époque.

Autant on est surpris de l'immense abatis de maisons qui s'est opéré en quelques années, autant on est frappé d'admiration devant la splendeur des quartiers nouveaux, malgré le retour qu'on est

forcé de faire sur soi-même en remarquant tout ce que ces constructions nouvelles laissent encore à désirer.

En présence des vastes et nombreux boulevards qui sillonnent la
ville en tous sens ; en voyant ces longues et larges rues qui mettent
en communication les points les plus extrêmes de la capitale, on
est forcé de convenir que l'air et la lumière en pénétrant partout
font circuler l'aisance et la santé là où la population languissait
naguère dans les conditions les plus déplorables d'hygiène, on se
félicite de cette heureuse transformation, on se sent moins porté à
critiquer les détails d'exécution devant l'ensemble imposant du progrès accompli.

Il ne faut pas se le dissimuler, cependant : si l'on doit rendre justice à la pensée qui a décidé les premières trouées à faire dans cette
masse de rues étroites, de ruelles malsaines et de masures hon-
teuses qui constituaient l'ancien Paris, on peut regretter que, tout
en attaquant hardiment et résolûment l'œuvre des démolitions, l'é-
dilité parisienne n'ait pas accordé plus d'attention à la contre-partie de ce gigantesque travail, et qu'elle n'ait pas de prime abord
conçu et adopté un plan général et raisonné de reconstruction.

Par un scrupule honorable mais fâcheux, on a peut-être porté
trop loin le respect dû à l'intégrité de la propriété. On a reculé devant
l'idée d'imposer certaines obligations aux propriétaires des terrains
et aux constructeurs de maisons ; on s'est contenté de faire appel
à l'intérêt privé, et de là, absence complète de plan.

Malheureusement, l'intérêt privé a l'intelligence un peu rebelle et
l'entendement un peu dur quand on lui parle de s'effacer un instant
devant l'intérêt général.

Devait-on espérer que la spéculation individuelle respecterait
l'hygiène générale et s'accommoderait de l'économie publique ? —
Avec le morcellement infini de la propriété, l'architecture elle-même
ne devait-elle pas être livrée presque entièrement au hasard.

Le respect exagéré de la propriété a voulu qu'on abandonnât le
sort des futures constructions à la discrétion complète de l'intérêt
personnel des propriétaires et la Ville s'est contentée d'exproprier les
maisons sises sur l'emplacement que devaient occuper les rues
nouvelles, plus une profondeur de dix, quinze ou vingt mètres de
chaque côté, puis elle revendit les terrains destinés aux rues pro-

jetées, laissant aux particuliers le soin de construire à leur guise et comme ils l'entendraient. Aussi qu'est-il résulté de cette condescendance outrée de l'administration ?

On a bâti presque partout de vastes maisons ayant de belles façades et composées presque uniquement de grands et riches appartements d'un prix si élevé que, ni ouvriers, ni employés, ni petits rentiers même ne peuvent trouver à s'y loger. — On n'a pas compris que cette hausse des prix de loyer devait pousser à l'élévation du prix de toutes choses, et qu'un moment viendrait où ce surenchérissement général offrirait plus d'un danger. On dira que la destruction des petits logements eût été plus radicale, si la zone des expropriations eût été plus étendue; notre observation ne porte pas sur l'ampleur des démolitions, mais bien sur l'absence de précautions en vue des reconstructions.

On parviendra sans doute à conjurer ces menaces, nous pourrions même indiquer certains moyens qui nous paraissent devoir être efficaces, mais ce n'est pas ici le lieu de traiter ce sujet.

Ce travail n'a pas pour but de proposer un système de construction pour l'avenir, mais seulement de faire connaître comment on a pu commencer d'abord les premiers grands travaux de démolition, puis comment il nous a été permis de venir en aide à l'édilité parisienne dans l'accomplissement de cette première partie de sa tâche en lui présentant notre système de *Bons de délégation*, système aux magnifiques résultats, qui se trouve lui-même menacé par de mesquines tracasseries, mais qui triomphera, nous en sommes certain, de toutes les objections qu'on essaye bien tardivement de lui susciter aujourd'hui.

II

Historique.

Lorsque M. le Préfet de la Seine entreprit les premiers travaux de démolition sur les immeubles qui occupaient alors le terrain où s'élève la rue de Rivoli, les finances de la Ville étaient en bon état ; le budget municipal s'élevait à un chiffre de plus de cinquante millions de recette présentant chaque année un notable excédant sur les dépenses.

On pouvait donc se permettre une assez grande liberté d'action. — D'un autre côté, les affaires étaient ternes et languissantes, quelques nuages politiques obscurcissaient l'horizon et la situation matérielle de la cité était d'un aspect déplorable. — La terrible épidémie de 1832-33 avait déposé son funeste germe au sein des vieux quartiers, d'où il jetait de temps à autres de funèbres lueurs. — Les recrudescences du fléau en 1849 et 1850 qu'on pouvait considérer comme autant de menaces et d'avertissements, indiquaient assez qu'il fallait surveiller avec soin la marche et l'entretien de la santé publique. — La capitale avait besoin d'être assainie ; l'activité des habitants réclamait un stimulant ; la masse des désœuvrés grossissait chaque jour. — Il fallait donc aviser.

Or, on savait qu'en alimentant l'industrie du bâtiment on ravivrait toutes les branches du commerce de détail, car ce dicton populaire était depuis longtemps admis : Quand le bâtiment va, tout va. — C'était donc obéir à une grande et utile pensée que de songer à ouvrir dans Paris de vastes artères, qui, tout en répandant la lumière et la vie dans des quartiers obstrués et malsains, permettraient d'occuper une multitude de bras, de satisfaire une masse de besoins et de rendre en même temps l'action gouvernementale plus sûre au moyen d'un réseau de rues stratégiques dont on disait avoir compris l'importance.

Telle est, certainement, la pensée multiple qui donna naissance aux premières démolitions exécutées en 1850; telle fut l'origine des grands travaux de Paris. Car, à cette époque, on ne songeait pas encore à la régénération complète du vieux Paris, et l'idée de construire une ville nouvelle, sur l'emplacement et avec les débris de la vieille capitale, aurait sans aucun doute effrayé tous les esprits et fait reculer les hommes les plus entreprenants.

On n'avait qu'une ambition, ouvrir une rue monumentale au milieu du pâté le plus obscur et le plus malsain des voies enchevêtrées qui enserraient l'Hôtel-de-Ville de leurs mailles impures; faire que cette rue, en assainissant la ville, pût servir de voie stratégique et placer la population remuante du faubourg Saint-Antoine sous l'œil de l'Hôtel-de-Ville et sous la main des Tuileries : asseoir ainsi la salubrité publique et la force gouvernementale au sein de la partie la plus confuse et la plus ombrageuse de la cité.

Mais, à peine eût-on mis la main à la pioche, à peine le marteau du démolisseur eût-il commencé sa tâche, que la question d'argent, dont on ne s'était pas assez sérieusement inquiété, commença à révéler ses exigences.

Pour ouvrir une voie d'environ trois kilomètres de longueur sur vingt-deux mètres de large, il fallut procéder à une multitude d'expropriations particulières, et aucune de ces expropriations prononcées ne pouvait avoir, même un commencement d'exécution, sans qu'au préalable l'exproprié n'eût reçu une indemnité pécuniaire comprenant la valeur de son immeuble et la compensation de la perte probable occasionnée par le déplacement, surtout s'il possédait une clientèle industrielle ou commerciale.

Les ressources disponibles de la Ville se trouvèrent donc promptement insuffisantes et, en présence de la nécessité où l'on était placé d'achever des travaux commencés et de poursuivre une œuvre d'utilité publique dont on entrevoyait déjà les immenses conséquences, on fut pour ainsi dire forcément conduit à entrer dans la voie dangereuse des emprunts municipaux.

C'est en vain que l'État vint lui-même au secours de la caisse municipale au moyen de subventions. Il lui eût été impossible de combler les vides opérés dans la caisse de la Ville par la truelle de ses maçons.

On ne pouvait cependant arrêter le mouvement de démolition, on devait au contraire le développer et l'accélérer, car on reconnaissait tous les jours que la population augmentait avec une telle rapidité que cette immense rue de Rivoli sur laquelle on avait tant compté pour faciliter la circulation générale, n'était pas encore entièrement reconstruite, que déjà elle était obstruée par le trop plein d'une population qui semblait sortir de dessous terre.

C'est, qu'en effet, outre l'augmentation causée par les travaux eux-mêmes, puisqu'ils attiraient de la province à Paris une foule d'ouvriers de tous corps d'état et de petits industriels de tous genres, on se voyait à la veille d'être débordé par un envahissement bien autrement considérable et qu'on aurait pu facilement prévoir.

A mesure que se complétaient nos réseaux de chemins de fer et que nos grandes lignes se reliaient, d'un côté avec Paris, et de l'autre avec les grandes voies ferrées de l'étranger, Paris était insensiblement devenu la grande tête de ligne européenne. La capitale de la France ne fut plus qu'un point général de transit, la station naturelle de tout voyageur se rendant outre mer; et pendant que son peuplement fixe acquérait un énorme développement, sa population flottante prenait les proportions les plus inouïes.

Pouvait-on songer à ralentir ou suspendre les travaux commencés? Évidemment non; on sentait au contraire la nécessité de les rattacher à un plan général, qui embrasserait tout à la fois la reconstruction totale du vieux Paris, l'édification des quartiers neufs destinés à combler le vide existant entre l'ancienne ville et le Paris annexé, et, enfin, à mettre les huit nouveaux arrondissements sur le même pied que les douze autres, sous le rapport hygiénique, architectonique et monumental. La population déshéritée du sol aurait été reconnaissante, si l'on eût profité de cette circonstance pour élever dans la banlieue des logements à bon marché destinés aux

familles d'ouvriers, en faisant application du système d'amortissement de la propriété par la capitalisation des loyers.

Mais, que d'argent fallait-il pour pousser un pareil plan jusqu'à
sa complète réalisation ? Des esprits timides et peu résolus se seraient sans doute effrayés de la perspective; mais l'administration
municipale avait à sa tête un homme aussi habile qu'entreprenant,
trop entreprenant peut-être, car son zèle fut plus d'une fois tempéré
par les autorités supérieures.

Le conseil d'État n'a pas toujours approuvé ses idées, et le Corps-
Législatif lui-même a senti la nécessité de modérer son ardeur. Aussi
les emprunts se succédant avec une trop grande rapidité, on s'est
montré plus difficile pour voter les autorisations spéciales qui sont
nécessaires, aux termes de la loi, pour qu'une commune, possédant
un revenu de plus de 100,000 francs, puisse contracter un emprunt.

On a vu, notamment en 1865, la discussion devenir très-sérieuse
au sein du Corps Législatif, à l'occasion de la demande de M. le Préfet
de la Seine, voulant contracter un emprunt de 300 millions au nom
de la ville de Paris, et cette autorisation n'a-t-elle été obtenue qu'à
la condition spéciale que 200 millions de cet emprunt seraient con-
sacrés aux travaux à exécuter dans les arrondissements annexés.

Telles n'étaient pas, cependant, les prévisions de l'administration
municipale. Cette clause impérative dérangeait tous ses calculs. Il
fallut, néanmoins, en passer par là, car, autrement, que serait il
advenu? Dans quel état se serait trouvée la voirie partout entamée et partout inachevée? Qu'aurait-on fait de ces deux ou trois
cent mille ouvriers que Paris seul fait vivre et qui, à leur tour,
font vivre une si grande quantité de petits industriels, de marchands
et même de propriétaires ?

On le comprit, et le vote de la chambre fut favorable à l'emprunt,
mais la restriction introduite par ce vote suffit à démontrer combien
ces emprunts, que le Corps-Législatif autorisait ainsi, presque à
contre-cœur, lui paraissaient dangereux. Pour être juste, il faut dire
ici que tout le monde ne partage pas notre opinion sur les vues de
M. le Préfet : on assure qu'il n'est nullement favorable aux emprunts et, que le Ministre des finances a exercé une grande influence
à cet égard. En 1865, notamment, M. le Préfet demandait des faci-

lités de trésoreries qui lui auraient permis de répartir ses dépenses sur 8 ou 10 années, et de faire face à tout avec les revenus de la Ville ; mais M. Fould ayant fait repousser cette proposition, on résolut alors de demander 350 millions à l'emprunt. Mais la législature ne prit qu'une demi-mesure en votant 250 millions nets avec la restriction relative aux travaux de banlieue.

Et, en effet : l'emprunt procure l'argent qui est le nerf de toute entreprise ; mais tout emprunt, aussi, est plus ou moins ruineux, et la masse des prêteurs, qui est plus souvent intéressée que patriote, fait généralement payer assez cher le loyer de l'argent qu'elle prête, même dans un but d'utilité publique. L'expérience est là pour le démontrer.

Tout le monde sait que, malgré l'incontestable réputation de solvabilité dont jouit la Ville, ses obligations ne trouvent jamais à se placer au pair ; que, de plus, et pour mieux assurer leur écoulement, on attache une prime importante à celles de ces obligations que favorise le sort, au moment du tirage d'amortissement. Eh bien, le compte des frais qui sont à la charge de la Ville, quand elle émet un emprunt, se résume, pour ceux de 1855, 1857 et 1860, en une perte sèche de 67,587,736 francs, ce qui fait qu'il n'est entré dans la caisse municipale que 208,524,714 francs, au lieu de 276 millions 112,450 francs, chiffre réel des trois emprunts réunis.

On a calculé que la perte serait bien plus considérable encore sur l'emprunt de 1865, qui ne fera rentrer que 267 millions environ dans les coffres de la ville, bien que l'émission soit de 300 millions. Cette perte, comme les précédentes, tient tout à la fois et au chiffre d'émission des obligations qui est de 450 francs remboursables à 500 francs, et aux nombreux tirages avec primes qui se répéteront pendant une période de soixante années. Ils sont de 1,140,080 francs par an, ce qui fait une perte de 68 millions 400,000 francs.

Telle est l'appréciation générale : mais on verra plus loin que la retenue de 1 p. 0/0 faite sur les obligations procure une économie qui permet d'amortir, dans une certaine proportion, les primes et les lots affectés aux emprunts.

L'emprunt de 1865 lui-même, en résumé, se traduirait-il par un intérêt de 5,35 p. 0/0, amortissement et lots compris ? Nous en doutons et c'est ce que nous examinerons plus loin.

III

Les Bons de délégation.

Cependant, la situation était grave : il fallait arrêter les travaux ou contracter de nouveaux emprunts ; l'alternative était inévitable.

Ce fut vers la fin de 1862, alors qu'on en pressentait déjà l'urgence qu'en réfléchissant sur la gravité de cette situation, et sur la nécessité d'y apporter remède, puisque l'intérêt du peuple était l'enjeu exposé, que nous vint l'idée des Bons de délégation.

Les ressources de la Ville sont immenses et d'une supputation très-facile. Bien administré, son revenu couvre toutes ses dépenses et laisse chaque année un reliquat important, puisque le budget des recettes grandit d'année en année de 5 millions de francs. Le mouvement ascensionnel de la population, c'est-à-dire des consommateurs, ne fait que s'accroître. Les chemins de fer font affluer à Paris tous les produits, c'est-à-dire tous les objets de consommation, de vingt, trente et même cent lieues à la ronde. Plus la population consomme, plus elle produit et plus la Ville fait de bénéfices, puisque rien n'y entre sans apporter quelque nouvelle ressource à la caisse municipale.

Le mouvement de la population des provinces sur Paris est, pour beaucoup, le résultat de la situation faite aux villes que traversent les chemins de fer.

La rapidité du voyage et la diminution des prix de transport, comparés à ce qu'ils étaient il y a trente ans, ont déterminé la plupart des habitants aisés des villes de province, à venir acheter à Paris ce qu'ils avaient coutume d'acquérir auparavant dans leurs propres localités.

Le tailleur, le bottier, le chapelier, les modistes, les marchands de nouveautés, etc., etc., ont vu leur clientèle passer entre les mains des marchands de Paris. Qu'en est-il résulté ? La plupart de ces petits marchands sont partis eux-mêmes pour la grande ville, croyant y trouver un travail abondant et largement rétribué.

Les villes de province ont été dépeuplées par les chemins de fer, qui n'y laissent que de rares voyageurs. Il ne s'y fait plus de commerce et l'herbe pousse entre les pavés des rues désertes.

D'autres, regardant Paris comme une nouvelle Californie, ont réuni leurs petites épargnes, réalisé la vente de leur propriété et sont venus tenter fortune dans la grande ville.

Quelques-uns ont réussi; ils restent à Paris. Les autres se sont ruinés, ils y restent quand même. Comment retourner au pays pour subir le blâme de leurs proches, et servir de risée à leurs anciens amis? L'amour-propre les retient à Paris. Telle est, n'en doutons pas, une des causes de cette subite augmentation de la population parisienne.

En somme, cette population s'est accrue depuis seize ans, de plus de sept cent mille âmes!

Est-il donc étonnant de voir que les recettes de la Ville se soient rapidement élevées de 55 à 140 millions de francs par an? Or, ce mouvement ascensionnel n'est pas arrivé à son terme; avant dix ans, la ville de Paris fera une recette annuelle de 200 millions....

Il convient cependant d'ajouter, que si les villes de province ont vu le travail se déplacer ainsi, les campagnes, au contraire, ont généralement gagné par les facilités d'écoulement que les chemins de fer ont procurées à tous les produits locaux.

Paris est un gouffre immense qui attire tout à lui, soit pour sa propre consommation, soit pour alimenter le vaste commerce de réexportation qu'il accomplit.

Ce déplacement de la richesse publique mériterait d'être sérieusement étudié et longuement apprécié; mais ce n'est pas ici le lieu de traiter un pareil sujet, et le cadre de cet opuscule ne nous permet pas même de l'effleurer.

Ceci doit suffire pour faire bien comprendre qu'il n'y a pas lieu à suspecter la puissance de la solvabilité de la ville de Paris. Son papier est le papier le plus solide de l'Europe.

Si la Ville n'a pas, à heure dite, dans sa caisse, tout l'argent nécessaire à payer l'achat des terrains, des maisons et le montant des indemnités locatives, en lui donnant du temps pour payer, elle peut venir à bout d'accomplir ses travaux d'assainissement avec toute sécurité. Elle devait donc naturellement venir en aide à celui qui lui fournirait le moyen de sortir ainsi des embarras qui la préoccupaient à si juste titre.

Eh bien, nous dîmes-nous à nous-même, faisons-nous son entrepreneur : que la Ville nous accorde une subvention proportionnée à l'importance des travaux à exécuter, et, pour qu'elle soit assurée de l'exécution complète de ses travaux, nous verserons *en dépôt*, dans sa caisse, le montant des estimations de toutes les charges de l'expropriation, propriétés et indemnités locatives. Nous ne lui demanderons en échange que sa garantie pour les traites que nous serons obligé de remettre à nos bailleurs de fonds. En échelonnant ces traites par fractions, payables par annuités, nous lui donnerons tout le temps dont elle a besoin pour nous payer avec ses propres revenus, sans engager l'avenir lointain, c'est-à-dire sans contracter d'emprunts onéreux, et comme elle n'acquittera nos traites qu'après que nous aurons nous-même réglé les expropriés, les travaux de démolition, et construit la voie, les deux intérêts divergents seront conciliés et la transformation successive, mais rapide, de la ville de Paris, sera désormais assurée sans qu'on ait besoin d'avoir recours à l'emprunt.

La Ville nous accordant une subvention de 20 millions, par exemple, pour l'ouverture d'une voie nouvelle, nous payera le montant de cette subvention au moyen de délégations que nous ferons sur elle, de manière à ne pas dépasser le montant de quelques années de son revenu. La Ville ne créera donc pas les *Bons de délégation*, elle les contrôlera et les payera. En cela, elle fera acte de bonne administration dont nul n'aura à se plaindre. Et nous, qui aurons la liberté de disposer de ces titres à notre aise nous en ferons *délégation* en faveur du banquier qui nous aura fourni les fonds que nous *déposerons* entre les mains de la Ville, comme garantie de l'exécution de notre entreprise ; ces fonds ne sortiront de la Caisse municipale que pour solder nos travaux accomplis, et sur le visa même de l'administration.

IV

Mémoire au Préfet de la Seine.

Fort de la justesse et de la bonté de cette combinaison, nous nous mîmes incontinent à l'œuvre : voici la copie textuelle du Mémoire que nous fîmes parvenir à ce sujet, le 15 janvier 1863, entre les mains de M. le Préfet de la Seine.

On nous dit que, pour libérer les ponts en 1849, et pour racheter le canal Saint-Martin en 1860, l'administration, n'ayant pas les fonds nécessaires, a fait aux compagnies une cession de *rentes temporaires* à servir pendant un certain nombre d'années sur le revenu de la Ville ; et que, les compagnies, à leur tour, divisant les titres de ces rentes *par coupures*, ont pu en faire délégation en faveur de leurs actionnaires pour les rembourser.

Cette opération a de l'analogie avec notre système de *Bons de délégation*. Cependant, *amortir* un capital au moyen d'une cession de rentes, ou *créer* un nouveau capital disponible qu'on ne saurait trouver, est-ce bien une seule et même chose ?

Si M. Berger a pu faire une *cession de rentes* en 1849 pour racheter le péage des ponts, c'est bien au système des *Bons de délégation* que M. Haussmann doit aujourd'hui la possibilité de continuer les grands travaux de Paris.

Or, ce système n'a jamais été appliqué aux travaux de démolition avant la présentation de notre Mémoire en 1863, et le nom même de *Bon de délégation* date de cette époque. Pourquoi M. Haussmann a-t-il permis que l'application de cette idée ait été indiquée par un autre que lui qui avait les documents sous les yeux ?

2

On verra plus loin par quelles péripéties il nous fallut passer pour arriver à nous faire entendre, comment nous fûmes récompensé du service que nous croyons avoir rendu, comment, enfin, on nous appliqua le *sic vos non vobis*. Nous dirons ensuite quelle est notre opinion sur les objections qu'on a depuis élevées contre ce système, qu'on s'est vainement efforcé de faire considérer, par les grands corps de l'État, comme un moyen détourné d'engager l'avenir de la Ville par des emprunts déguisés.

D'abord, qu'on veuille bien lire notre Mémoire à M. le **Préfet**, il est daté du 10 décembre 1862. — Le voici textuellement.

« *A Monsieur le Sénateur, Préfet du département.*
de la Seine,

« MONSIEUR LE PRÉFET,

« L'exécution de la haute pensée qui a présidé à la création des
« nouvelles splendeurs de Paris, a rendu de grands services aux
« travailleurs, aux industriels et aux propriétaires.

« Nous sommes du grand nombre de ceux qui sont fiers de ces
« embellissements, parce qu'ils augmentent la fortune publique et
« le bien-être de la population.

« Nous laissons les gens à courte vue prétendre que Paris se
« ruine par de telles dépenses, nous disons, nous, que plus une
« ville dépense en travaux utiles et en embellissements, plus elle
« s'enrichit.

« Nous sommes heureux de voir les grands corps de l'État ap-
« plaudir à vos efforts, et acclamer les merveilles que vous créez
« tous les ans.

« Cependant, lorsqu'il s'agit de réunir des capitaux pour la
« construction des grands travaux de la capitale, même les plus
« utiles, le mot *emprunt* sonne mal aux oreilles du Corps-Lé-
« gislatif.

« La loi de 1860, qui a autorisé l'emprunt de cent quatre-vingt mil-
« lions, pourra-t-elle être renouvelée sans soulever d'intempestives
« objections ? Et, cependant, il faut achever votre œuvre de trans-
« formation.

« Il s'agit donc de trouver une combinaison financière qui per-

« mette de compléter en très-peu d'années les grands travaux de
« Paris, sans qu'il soit besoin de recourir aux emprunts.

« C'est cette combinaison que nous venons vous offrir, persuadé Combinaison.
« que nous présentons une chose utile, pratique et surtout écono-
« mique pour les intérêts de la Ville.

« Il faut être concis et court pour ne pas abuser de vos moments,
« et afin de mieux faire apprécier notre pensée, nous citerons un
« exemple que nous sommes prêt à réaliser pour peu que vous
« trouviez notre proposition opportune et qu'elle réponde à vos
« désirs.

« Dans un extrait de cette note qui nous a été demandé pour Exemple.
« vous, *Monsieur le Préfet*, et qui vous a été remis il y a peu de
« jours, par M. le marquis de La Rochejaquelein, nous précisions
« certains détails sur la concession de plusieurs rues.

« Pour les construire et en faire la livraison à la Ville, nous de-
« mandions une subvention de *cent millions de francs.*

« Cette somme de cent millions pouvait paraître difficile à solder à
« bref délai.

« C'est ici, Monsieur le Préfet, que nous vous prions de nous
« prêter toute votre attention.

« Cette subvention, au lieu d'être exigible dans un ou deux ans,
« ne le sera qu'en huit annuités.

« En signant cette concession, nous verserons à la Caisse des
« travaux de la Ville, au Trésor, ou à la BANQUE DE FRANCE, à votre
« choix, pareille somme de cent millions, sauf la retenue mention-
« née ci-après, nécessaire à solder la prime due aux capitalistes et
« les frais généraux de l'opération.

« Mais, cette différence est au compte du concessionnaire, à ses
« frais, risques et périls.

« Votre mission, Monsieur le Préfet, consiste à assurer la livrai-
« son de la voie concédée ; il ne faut pas que vous ayez à redouter
« ni à soupçonner aucuns mécomptes relativement à la solvabilité
« du concessionnaire.

« Vous avez un moyen certain de dissiper toute inquiétude à ce sujet :
« C'est de faire verser le montant de la subvention entre vos
« mains, de façon que le concessionnaire ne puisse y toucher sans
« votre permission.

« Dès que vous serez nanti de cette somme, vous serez sûr que
« les expropriations immobilières et locatives seront payées exac-
« tement et que les voies seront livrées dans les délais fixés par le
« cahier des charges.

Bons de la Ville.

« Mais, en versant cette somme, le concessionnaire ou son dé-
« légué recevra de vous, en échange, des mandats de payement
« s'élevant à cent millions de francs.

« Ces mandats, sauf votre décision, s'appelleront *Mandats de*
« *subvention, Mandats de dépôt, Bons de délégation, Traites, etc.*

« Ils seront par coupures de 5,000 francs, payables à des époques
« choisies par vous, et portant intérêt à cinq pour cent, l'an, paya-
« bles par semestre et au porteur.

« Le concessionnaire prendra à son compte les primes, escomptes
« et frais que le placement de ces Bons nécessitera, il les prendra
« au pair et en versera le montant entre vos mains.

« Dès lors, la Ville n'aura plus d'emprunts à faire ; elle n'aura
« plus à émettre des obligations ou des bons au-dessous du pair ;
« par conséquent, plus de tirages au sort, plus de primes coûteuses,
« plus de frais de publicité !

« L'administration municipale n'aura plus à se préoccuper que
« de ses échéances dont la première n'arrivera que dans deux ans,
« le 1ᵉʳ juillet 1866.

Droits d'octroi.
—
Amortissement.

« D'ici là, la Ville aura perçu les droits d'entrée sur les matériaux
« de constructions de toute nature, nécessaires à l'exécution des tra-
« vaux : pierres, bois, fers, briques, plâtre, chaux, sables, fontes,
« tôles, marbres, verres, glaces, tuiles, ardoises, plombs, zings, etc.
« Elle pourra consacrer le montant de ces recettes nouvelles à
« l'amortissement même de ses mandats, de manière à assurer le
« payement intégral de la subvention sans emprunts, sans inquié-
« tude et sans précipitation.

« En agissant ainsi, la Ville ne contracte pas un emprunt, per-
« sonne n'oserait le prétendre ; elle opère le payement d'une dette,
« payement à longues échéances et par anticipation, il est vrai, mais
« qui ne compromet aucunement ses intérêts et offre l'avantage de
« faciliter considérablement l'opération. — Ce payement procure à
« la Ville d'importantes économies : frais d'émission d'obligations
« au-dessous du pair, primes et lots onéreux, frais de tirages au

« sort , etc. La Ville reçoit et n'emprunte pas , car c'est le conces-
« sionnaire qui opère à ses risques et périls , c'est lui qui escompte
« à ses frais les Bons de la Ville et qui en paye la prime.

« La Ville obtient des termes pour rembourser le cautionnement
« au concessionnaire , au lieu d'avoir à payer en un an ou deux, l'ac-
« quisition des terrains et le montant des indemnités locatives , car
« il ne faut pas plus d'un an ou deux pour livrer ces voies ; elle
« profite donc d'une moyenne d'environ six ans pour effectuer ses
« payements.

« Nous n'apprendrions rien de plus à Monsieur le Préfet, si nous
« insistions à cet égard, il en sait plus long que nous sur ce cha-
« pitre.

« La somme déposée à la Caisse de la Ville, qui est la représen-
« tation de cent millions de mandats de subvention sera portée
« *au crédit du concessionnaire* , puisqu'elle est sa propriété , mais
« il ne pourra en disposer que pour le payement des expropriations,
« après les formalités de purge d'hypothèques et autres, conformé-
« ment au cahier des charges et sur le visa de Monsieur le Préfet ,
« gardien attentif des intérêts de la Ville.

Payement des expropriations.

« Tout d'abord, la Ville se couvrira, sur cette somme déposée par
« le concessionnaire, du prix des immeubles qu'elle aura déjà dé-
« boursé pour les acquisitions faites par elle sur le parcours des
« voies.

« De plus, il sera facile d'augmenter ce prélèvement à faire
« par la Ville, beaucoup de propriétaires n'étant pas désireux de
« recevoir tout d'un coup le prix des immeubles vendus, et préférant
« donner du temps à la Ville pour effectuer ses payements par
« fractions.

« Sans doute le prix de la subvention ne suffira pas pour payer
« tous les immeubles et toutes les indemnités locatives , mais il
« restera au concessionnaire le prix des terrains de bordure qui
« viendra combler la différence et au delà.

Garantie par les terrains de bordure.

« La sécurité à cet égard paraîtra complète à Monsieur le Préfet,
« nous n'en doutons pas.

« Le concessionnaire prélèvera sur les 100 millions de mandats
« de la Ville, une somme de 10 millions, toujours en mandats ; il n'au-
« rait donc eu à verser que 90 millions à la Caisse de la Ville.

Retenue de la prime d'escompte des Bons.

« Ces 10 millions sont pour le compte du concessionnaire et à
« ses frais ; la Ville ne peut délivrer que pour 100 millions de man-
« dats, sans frais ni perte pour elle ; elle reçoit quittance de
« 100 millions [1].

« Ces 10 millions n'entreront pas à la caisse du concessionnaire, ils
sont donnés au capitaliste qui verse les 90 millions à la Ville.

« Monsieur le Préfet sait bien qu'un capitaliste ne verse pas **une**
« aussi grosse somme sans frais et sans exiger, comme compensa-
« tion, une remise ou prime, en sus des intérêts ordinaires de 5 0/0
« payés par les Bons de la Ville.

« Ces 10 millions sont donc destinés à assurer le succès de l'opé-
« ration. — Tout est loyal dans notre combinaison financière, **tout**
« peut être publié et mis au grand jour sans appréhension de criti-
« ques.

« La Ville facilite l'entreprise, mais sans risques aucuns pour
« elle, si elle ne reçoit en dépôt que 90 millions, en livrant pour
« 100 millions de mandats, elle sait quel est l'emploi des dix mil-
« lions retenus ; ce n'est pas la Ville qui perd ces dix millions, c'est
« le concessionnaire.

« Les rôles sont renversés : quand la Ville fait ses emprunts,
« c'est elle qui perd ces dix millions, en émettant par exemple ses
« obligations de 500 francs à 450 francs.

« De cette façon bien simple la situation devient excellente **pour**
« tout le monde.

« Pour la Ville d'abord, en ce sens, qu'avant de commencer une
« opération, elle se saisit immédiatement de la presque totalité des
« fonds nécessaires à son exécution ; qu'elle en voit ainsi la marche
« régulière assurée au moyen des payements effectués sous ses **yeux**
« qu'à défaut par le concessionnaire de pouvoir terminer les travaux
« commencés, *par suite d'un événement quelconque*, elle est aussi-
« tôt en mesure de reprendre les droits concédés et d'achever
« elle-même l'opération, sans chômage possible, avec les fonds
« *déposés et spécialement affectés à cet usage*, ce qui devient pour

Garantie
de la Ville.

---

[1] Là se trouvait la principale difficulté d'exécution. Comment la Ville eût-
elle pu donner sa garantie à une quantité de délégations surpassant la valeur
de la somme versée par le concessionnaire ? Nous nous réservons d'expliquer
comment on peut vaincre cette difficulté néanmoins très-réelle.

« la Ville la plus réelle et la plus excellente des garanties, car le
« nerf d'exécution est entre ses mains.

« De plus, l'administration municipale aurait encore l'immense
« avantage de voir que tous les capitalistes, qui reculent aujour-
« d'hui devant les entreprises de ce genre, dans la crainte d'immo-
« biliser leurs capitaux, ou de subir des chances aléatoires, vien-
« draient, au contraire, se faire concurrence, grâce à l'emploi d'un
« système qui les couvre complétement et leur met immédiatement
« dans la main la contre-partie des sommes par eux avancées. Pour
« les capitalistes, en un mot, ce ne serait plus qu'une affaire de
« banque.

« Quant au concessionnaire, sa position deviendra désormais plus
« simple et plus favorable, puisqu'il aura les plus grandes facilités
« pour s'associer les capitaux et qu'il pourra diriger ses opé-
« rations avec calme et sans préoccupation, tous les fonds
« étant réunis et *déposés* d'avance dans la Caisse des travaux
« de la Villé. Sa position s'améliorerait, en outre, chaque jour
« au fur et à mesure de la revente des terrains de bordure dispo-
« nibles sur les voies nouvelles concédées et qui sont sa pro-
« priété.

Garantie
du
concessionnaire.

« Toutes ces considérations sont également au grand avantage
« de l'administration.

« Par ce système, la Ville n'a plus à se préoccuper de la garantie,
« ni de la solvabilité du concessionnaire ; il suffit qu'il soit honorable
« et capable ; il ne s'appelle pas M. de Rothschild ou Pereire, il s'ap-
« pelle *M. Cent millions comptant* et n'a pas besoin d'aïeux en
« finance ! On n'aura pas à discuter avec lui sur le versement d'un
« cautionnement souvent difficile à trouver et toujours mal vu par
« les capitalistes, cautionnement presque toujours insuffisant comme
« garantie sérieuse.

« A quoi bon un cautionnement, puisque le versement est de
« 90,000,000 de francs ?

« Ces différents points de l'exécution matérielle étant parfaitement
« reconnus comme d'une utilité, d'un intérêt et d'un avantage
« incontestables pour tous, examinons si la critique d'un pareil sys-
« tème est possible à tout autre point de vue.

« Dira-t-on que la Ville facilite trop le concessionnaire, en lui

Critique
impossible

« livrant les mandats de payement par anticipation ? Non, puisqu'il
« en dépose la représentation en espèces.— Est-ce que cela change
« les époques de payement de la Ville? — Est-ce que cela coûte
« plus ? Au contraire, il y a économie; nous l'avons prouvé.

« Est-ce que tout concessionnaire n'a pas le droit de transférer à
« un tiers le prix de son forfait avec la Ville, ce droit est écrit dans
« son traité ? S'il en use, il fait signifier ce transport de créance au
« Préfet. Dans ce cas, est-ce que le délégataire n'est pas nanti de
« cette créance contre la Ville? Ce sont des frais et des lenteurs de
« plus, voilà tout. Mais frais et lenteurs sont d'un grand préjudice
« pour le concessionnaire qui ne peut réussir à atteindre son but
« qu'autant qu'il marche vite.

« Il n'y a donc de différence que dans les mots : signification ou
« acceptation, mais le résultat est le même. Dans l'un le Préfet se
« laisse signifier un transfert auquel il ne peut se soustraire, dans
« l'autre il accepte pour éviter des frais à son concessionnaire. Rien
« n'est modifié dans le traité signé. Les échéances sont fixées irrévo-
« cablement dans les deux cas.

Protection légitime due au concessionnaire. « Et d'ailleurs, est-ce que le concessionnaire qui apporte une
« économie ne mérite pas la bienveillance et les encouragements de
« l'administration municipale ? — Pour arriver à obtenir cette con-
« cession, ne lui a-t-il pas fallu dépenser son temps et son argent
« en frais et études d'estimations préalables, de courses, de voyages,
« de réunion de capitaux, etc. ?

« Les primes dues aux capitalistes, c'est lui qui les prend à sa
« charge, sans coopération aucune de la part de la Ville. Il prend
« ses mandats au pair. — La ville de Paris lui doit 100 millions,
« elle les lui paye en mandats dont lui, concessionnaire, donne
« quittance intégrale et sans perte pour elle. Il est donc permis dès
« lors à l'administration municipale d'autoriser le concessionnaire à
« escompter une part des bénéfices qu'elle a dû entendre équitable-
« ment lui allouer pour qu'il puisse commencer par payer les frais
« énormes d'escompte et autres qui lui sont imposés, particulière-
« ment dès le début de l'opération.

« Sans le concessionnaire, qui consent à courir les chances aléa-
« toires, trouverait-on un gros banquier qui voulût s'exposer aux
« aléas d'expropriation dépendant du caprice d'un jury? — Non.

« — Nous pouvons citer des exemples de ce refus péremptoire. —
« Le banquier veut gagner de l'argent, mais à coup sûr et sans
« risques aucuns. — Il a peur de tout, ou prétexte avoir peur de
« tout. — Il n'est personne qui prononce plus souvent que lui le
« mot *révolution !* — C'est une tactique, peut-être, qui cache des
« appétits exagérés de lucre, c'est peut-être un mot d'ordre, mais il
« est toujours jeune et paralyse tout.

« Le concessionnaire est donc le lien indispensable entre le capital
« et la ville, il prend la responsabilité que le banquier rejette; il
« dispense l'administration de recourir au capitaliste qui se fait trop
« valoir et veut, par ses exigences, trop peser sur elle, parce qu'il a
« cru jusqu'à ce jour qu'il avait le monopole des concessions, et que
« personne ne pourrait les aborder sans lui.

« Il est bon de s'affranchir de ce joug en vulgarisant les conces-
« sions, comme on a vulgarisé les emprunts d'État, et c'est avec
« une entière confiance, Monsieur le Préfet, que nous vous sou-
« mettons nos vues, bien persuadé que leur adoption serait d'une
« heureuse influence sur les destinées du pays.

« **Paris,** 10 décembre 1862. »

V

Résumé.

Ainsi qu'il est aisé de le voir, la combinaison était simple, d'une exécution facile et d'un immense intérêt.

Il n'était plus question d'arrêter ou de suspendre les travaux, de laisser deux cent mille ouvriers sans ouvrage et de briser l'existence d'une multitude de petits marchands et de petits industriels, qui à leur tour en font vivre tant de gros.

L'administration municipale se trouvant en mesure de faire exécuter successivement toutes les démolitions qui doivent renouveler entièrement l'aspect de la capitale en l'assainissant et en l'embellissant, sans qu'on soit pour cela dans la nécessité d'engager l'avenir et d'embarrasser le présent par d'onéreux emprunts, une nouvelle ère de prospérité allait s'ouvrir pour Paris.

On pouvait de sang-froid envisager les conséquences de cet immense mouvement qui fait converger tous les produits et tous les voyageurs de l'Europe vers ce grand centre auquel viennent se relier tous les chemins de fer et qui sert de point de mire à tous les navires des ports transatlantiques.

Paris agrandi, assaini, embelli, transformé, pouvait sans inconvénients devenir l'entrepôt général des nations.

Pour lui donner cette puissance et cette valeur, il nous avait suffi de comprendre et de faire comprendre que l'administration municipale, au lieu de s'épuiser à chercher elle-même les fonds nécessaires à l'acquisition des terrains et des immeubles qui les couvrent ainsi qu'au payement des indemnités locatives, devait se borner à choisir et subventionner un entrepreneur honorable qu'elle étayerait de son propre crédit et qui se chargerait personnellement de réunir à ses risques et périls toutes les sommes indispensables à l'ouverture des boulevards, rues ou places projetés en vue de la grande et complète régénération de la voierie parisienne.

De la sorte, en effet, le trésor municipal recevant du concessionnaire, à titre de dépôt et de garantie, le montant des dépenses prévues, l'exécution des travaux était assurée.   .

En autorisant le concessionnaire à tirer sur la Ville des traites à valoir sur sa subvention, et qui ne seraient acquittées avec l'argent de son dépôt, qu'après visa, et au fur et à mesure de l'exécution partielle des travaux, on lui fournissait le moyen de se procurer ce capital même, par l'escompte de ces mandats donnés en banque par délégation.

Et, enfin, en choisissant elle-même les termes du payement de la subvention accordée, l'administration se donnait la faculté de payer cette subvention par annuités, c'est-à-dire par fractions d'une importance proportionnée à celle de ses propres revenus.

Si, par exemple, elle pouvait compter sur un revenu annuel de 150 millions, elle pourrait en garder 125 pour couvrir ses dépenses courantes de l'année, et en consacrer 25 chaque année, pendant quatre ans, à rembourser son concessionnaire.

C'était faire un très-sage et très-simple aménagement de son revenu.

Certain de la justesse et de la solidité de notre conception, plein de confiance en la grandeur et en l'infaillibilité des résultats qu'elle promettait, nous voulûmes prendre nous-même l'initiative de sa mise en pratique, en réclamant l'honneur d'être le premier concessionnaire qui se chargerait d'ouvrir l'une des grandes voies projetées, en appliquant le système que nous présentions à M. le Préfet de la Seine.

Nous pensions que notre modeste position d'ancien notaire, que notre peu de fortune serviraient d'autant mieux à faire ressortir la puissance de notre combinaison financière, et que notre propre succès deviendrait, pour ainsi dire, le gage de la réussite d'une multitude d'hommes de renom et d'habileté qui nous suivraient, et dont l'exemple agirait puissamment sur les capitaux pour les déterminer à seconder un mouvement si avantageux pour eux et tout à la fois si patriotique.

Nous étions loin, alors, de supposer que notre idée, bien nouvelle, du moins pour celui qui, le premier, devait nous aider à la réaliser l'enrichirait seul : mais c'est là que commence le chapitre de nos tribulations. C'est une histoire assez instructive, pour que nous essayons de la raconter.

Qu'on nous permette, d'abord, une petite digression que nous suggère la phrase précédente.

Oui, ce mouvement des capitaux, se réunissant pour assurer la transformation de Paris, est un mouvement patriotique ; et patriotique est l'idée qui a déterminé ce mouvement, puisque cette idée et ce mouvement permettent d'assurer l'existence d'une imposante quantité de prolétaires et de citoyens de tous rangs, qui trouvent et trouveront leur bien-être dans la continuation de travaux destinés à faire de Paris le centre des affaires européennes et la véritable capitale du monde civilisé.

Le véritable patriotisme exige, selon nous, qu'on travaille au bien du pays, plutôt que de s'évertuer à susciter des entraves à ce que la ville de Paris fait dans l'intérêt de ses finances et des travailleurs.

Soyons vigilants, soyons attentifs, surveillons les actes du Gouvernement, alors même qu'il serait de notre choix. Mais, souvenonsnous de notre devise : tout par le peuple et tout pour le peuple.

Matérielle ou morale, toute conquête accomplie pour le peuple servira à accroître la puissance et la grandeur du peuple ; elle lui viendra en aide pour le mettre en état de jouir plus prochainement et plus complétement de son bien-être et de sa liberté.

Faisons donc en sorte que tout serve d'aliment au progrès national, et nul n'aura le droit de nous accuser d'avoir manqué de patriotisme.

VI

Compagnie du boulevard Magenta.

Après avoir élaboré le projet qu'on a lu plus haut, il nous fallait aviser au moyen de le présenter à M. le Préfet, pour en tirer parti, notre intention étant de faire l'application du système sur l'une des grandes artères alors projetée : — le boulevard Magenta.

Un riche propriétaire de Paris, qu'on disait habile estimateur et qui avait aidé à faire exécuter la percée du boulevard de Strasbourg, se joignit à nous et fit les études techniques. M. de La Rochejaquelein ayant obtenu l'adhésion de M. le Préfet, nous présenta un clerc de notaire qui lui inspirait confiance et qui, selon son expression, devait être simplement notre représentant et le titulaire *apparent* de la concession.

Mais, quand il fallut traiter avec un capitaliste pour trouver les fonds à déposer dans les caisses de la Ville, le rôle du titulaire changea tout à coup d'importance.

La Société générale de crédit pour favoriser l'industrie ne voulut recevoir les Bons de délégation que moyennant un écart ou commission de 2 1/4 0/0, malgré l'endos de l'administration qui répondait de 5 0/0, ce qui faisait 7.25 0/0. Un très-riche entrepreneur de travaux publics devint commanditaire et ne voulut traiter qu'avec le concessionnaire choisi par nous. Ce dernier alors devint le maître absolu de l'affaire, dans laquelle l'auteur du projet lui-même ne fut plus qu'un des trois sous-associés du titulaire. A ces conditions, le commanditaire ayant versé 1,880,000 francs entre les mains du directeur de la Société Générale, celle-ci versa à son tour, au crédit du concessionnaire, et dans la Caisse municipale, vingt millions, espèces montant de l'estimation des travaux à accomplir ; ce qui lui donnait droit à une subvention de pareille somme, pour laquelle il tira sur la Ville quatre mille traites de 5,000 francs chaque, dont les échéances étaient échelonnées par annuités, pendant une période de huit années. Ces traites, furent cédées à la Société Générale, en échange de ses fonds, et négociées immédiatement par elle à 6 0/0. Elle a donc bénéficié de 1 franc 25 p. 0/0.

Ce fut alors que le concessionnaire fit comme Sixte V, jeta ses béquilles et se déclara le maître d'une affaire qu'il n'avait point créée, et qui était notre œuvre personnelle.

Les travaux commencés furent assez vivement poussés d'abord, puis, comme au bout de deux années on voyait approcher le terme du délai accordé par le Préfet pour leur achèvement, — le commanditaire voulant rentrer dans ses avances qui dépassaient deux millions, intérêts compris à 6 0/0 levés par semestre, le concessionnaire placé là par nous, parla du danger d'une liquidation anticipée. — Il n'y avait pas à hésiter.

Nous acceptâmes tous trois un payement à forfait et nous sortimes enfin d'une association bâtarde très-fructueuse pour ces deux hommes qui ne s'étaient connus que grâce à nous. L'un, le commanditaire fut décoré (pas pour cela probablement), l'autre après avoir reçu 125,000 francs d'appointements en deux ans comme gérant de l'entreprise, devint, de simple clerc, un riche propriétaire dont on n'estime pas la fortune à moins de 500,000 francs.

Quant à nous, sans avoir été complétement frustré, nous restâmes Gros-Jean comme devant, sans que le public se doutât même que l'application de ce système des *Bons de délégation* fût notre œuvre. SIC VOS NON VOBIS. Et cependant, c'est grâce à ce système que l'administration put continuer la grande entreprise de la régénération de Paris, puisque sans lui, non-seulement elle n'aurait pu continuer l'œuvre de l'assainissement et de l'embellissement de la capitale, mais qu'elle eût été hors d'état d'achever même les travaux commencés sans écraser le présent et grever l'avenir par des emprunts onéreux devenus de plus en plus impossibles.

Déjà, en effet, le Corps-Législatif montrait la plus grande répugnance à suivre M. le Préfet dans cette voie tout au moins dangereuse des emprunts à primes attrayantes et à longs termes.

Les graves difficultés qu'on lui suscita, lors de la discussion de la loi du 12 juillet 1865, qui autorisa le dernier emprunt de 300 millions, durent lui prouver que cette ressource était épuisée et que l'ère des emprunts étant close, la seule voie qui lui fût ouverte, pour conserver l'espoir d'achever son œuvre, se trouvait dans l'application du système des Bons de délégation.

Le simple examen des faits accomplis démontre en effet, de la manière la plus évidente, l'immense supériorité de ce système sur celui des emprunts.

VII

Pertes subies par la Ville sur les emprunts.

C'est par des emprunts, mais en grevant son budget d'une
énorme dette, dont les effets se feront sentir jusqu'en 1923, c'est-
à-dire, pendant plus d'un demi-siècle, que la Ville aura pu faire
exécuter pour plus de cinq cents millions de travaux !

En admettant toutefois que le dernier emprunt de 300 millions
suffise à solder tous les travaux commencés ce qui est de notre part
une pure hypothèse, car on ne possède absolument aucune donnée
certaine à cet égard...

Tandis que l'on a toute certitude au sujet des travaux entrepris
selon notre système de *Bons de délégation*, puisque *dépôt préalable*
est fait par le concessionnaire, du montant total de l'estimation de
ces travaux et que l'administration conserve en outre la haute main
sur une garantie extrêmement importante, la propriété des terrains
de bordure, propriété dont le concessionnaire ne peut disposer sans
avoir accompli les obligations qui lui sont imposées par le cahier
des charges.

Nous le répétons donc : toute entreprise entamée sous le régime
des *Bons de délégation* offre une garantie complète.

Eh bien ! tandis que le système des emprunts n'a permis d'entreprendre que pour 528 millions de travaux depuis douze ans...

Le système des *Bons de délégation* qui ne date que de 1865, et
n'a pu marcher, pendant ces deux années, que concurremment avec

celui des emprunts, a permis de concéder pour plus de 300 millions de travaux.

Ces chiffres sont d'une haute éloquence, en cela, surtout, qu'ils démontrent avec quel empressement le monde financier s'est hâté de juger le système et de profiter des avantages qu'il procure.

Pendant douze ans, de 1852 à 1864, la Ville n'a pu décider qu'une seule compagnie à la suivre dans ses entreprises de percement de rues et de boulevards.

L'administration municipale, réduite en quelque sorte à l'isolement, se voit contrainte et forcée de se lancer dans la voie des emprunts. Elle est même obligée d'émettre ses obligations à 10 p. 0/0 de perte, d'en assurer le remboursement avec prime, et d'entourer ses opérations de tout l'attrait séducteur d'un gain problématique, que décidera le tirage au sort ; — elle a recours à tous les moyens pour attirer à elle l'argent dont elle a besoin pour continuer son œuvre de régénération du vieux Paris. Ajoutons que M. Fould n'a pas voulu croire à la puissance des revenus municipaux ni à l'accroissement annuel du budget de la Ville ; cette timidité dégénérant en tracasseries a imposé au Préfet de la Seine l'emprunt insuffisant de 1865.

En 1864, le conseil d'État approuve notre système de *Bons de délégation*.— Il est appliqué à l'ouverture du boulevard de Magenta et l'effet produit est tel, qu'il se présente aussitôt dix compagnies de capitalistes qui déposent des centaines de millions dans la caisse de la Ville pour prendre part à la continuation de ces travaux jusque là dédaignés !

C'est d'après ce système qu'ont été si rapidement concédées les voies ci-après :

— Boulevard Magenta......................
— Rue Turbigo.............................
— Rue Monge..............................
— Rue de Maubeuge........................
— Boulevard Haussmann, en partie...........
— Rue Olivier.............................
— Rue Lafayette (de la rue Laffitte à l'Opéra)....
— Boulevard Mouffetard ....
— Boulevard Arago.........................

3.

— Rue de Rennes...........................
— Boulevard Port-Royal......................
— Boulevard Saint-Marcel....................
— Boulevard Saint-Germain...................
— Boulevard d'Essling.......................
— Boulevard du Prince-Jérôme, etc...........

Quand on considère, d'une part, que presque tous ces travaux ont été accomplis en moins de trois ans, tandis que ceux entrepris directement par la ville ont demandé un temps au moins double, et que, d'autre part, ils ont déterminé ce mouvement considérable de capitaux que la Ville eût été impuissante à faire sortir des caisses particulières où ils se cachaient...

On est forcé de reconnaître la puissance et l'efficacité du système. — On rend involontairement hommage à sa supériorité sur celui des emprunts.

Mais, que dire, en présence des résultats économiques :

Pour exécuter pour 528 millions de travaux, la Ville non-seulement s'est endettée de pareille somme, mais encore elle a été obligée de se résigner à subir une perte sèche, de plus de deux cents millions de francs. — Tel est le résultat financier du système des emprunts ; et pour qu'on ne puisse le contester, nous avons dressé le tableau synoptique suivant, qui ne laissera pas subsister le moindre doute dans les esprits.

75,000,000ᶠ **Emprunt du 2 mai 1855.**

Cet emprunt fut de 75 millions, réduit à une somme de 60 millions, divisée en 150 mille obligations de 500 francs.

Ces obligations ont été émises à 400 francs, soit 20 0/0 au-dessous du pair.

La Ville a donc reçu 15 millions en moins. Elle rembourse les obligations à 500 francs, ce qui représente 75 millions.

La recette en moins est donc de.... 15,000,000ᶠ   »

A ces 150,000 obligations, sont attachées des primes de 150 mille francs par semestre, pour quatre-vingt-cinq tirages au sort, ou 300,000 francs par an, pendant quarante-deux ans et demi, ce qui constitue un débours par la ville de.................................   »   12,750,000ᶠ

75,000,000ᶠ   A reporter.......... 15,000,000ᶠ 12,750,000ᶠ

75,000,000ᶠ *Report*......... 15,000,000ᶠ 12,750,000·

Nous avons fait le compte des intérêts composés de ces deux sommes, dans un tableau spécial.

Mais il faut tenir compte à la Ville des différences d'intérêt : elle ne paye que 3 0/0 au lieu de 5 0/0, soit une économie de 10 francs par obligation de 500 francs, qui ne paye que 15 francs au lieu de 25 francs.

Nous en tenons compte plus loin.

57,303,450ᶠ

Emprunt du 3 février 1857.

L'emprunt de 57,303,450 francs est divisé en 254,682 obligations de 225 francs.

Elles ont été émises à 205 francs, par la maison de banque Calley de Saint-Paul, mais à un intérêt de 9 francs.

Il y a une économie de 125 francs par obligation. Nous en établissons le compte plus bas.

La perte est de 20 francs par obligation, près de 10 0/0, soit............ 5,093,640ᶠ »

Il est attribué à ces 254,682 obligations une prime, par voie de tirage au sort annuel, de 125,000 francs pendant trente ans, soit..................... » 3,750,000ᶠ

143,809,000ᶠ

Emprunt du 1ᵉʳ août 1860.

L'emprunt fut de 143,809,000 francs, divisé en 287,618 obligations de 500 fr.

Émises à 450 francs, avec un boni de 25 francs pour les souscripteurs.

La souscription n'a absorbé que 164,833 obligations, le public n'ayant pas jugé la remise suffisante.

La perte a été, sur les 164,833 obligations, de 4,120,825 francs. 4,120,825ᶠ

Afin de faire souscrire la 2ᵉ émission des 122,785 obligations restantes, elles ont été émises par le Crédit Mobilier à 450 francs, soit 50 francs au-dessous du pair, ce qui constitue une

201,112,450ᶠ *A reporter*......... 30,353,715ᶠ 16,000,000ᶠ

201,112,450ᶠ   *Report*.......... 30,353,715ᶠ   16,000,000ᶠ

recette en moins ou une perte de.................. 6,139,250ᶠ

Ensemble........ 10,260,075ᶠ   10,260,075ᶠ   »

À ces 267,618 obligations est affectée, par tirage au sort, une prime de 150,000 francs par semestre, pendant soixante-quatorze tirages, soit 300,000 francs par an, pendant trente-sept ans, perte .... »ʻ   11,100,000ᶠ

276,112,450ᶠ   Totaux.......... 30,353,715ᶠ   27,600,000ᶠ

57,352,715   Perte totale.   57,352,715ᶠ

218,759,735ᶠ

Cette perte est à déduire du montant des emprunts.

Maintenant, il faut défalquer les intérêts épargnés sur l'emprunt du 2 mai 1855.

La Ville paye un intérêt de 15 francs par an aux 150,000 obligations de 500 francs, soit 2,250,000 francs sur les 75 millions au lieu de 3,750,000 francs à 5 0/0, il y a une économie de 1,500,000 francs par an.

Mais, comme l'amortissement est fait en quarante-deux ans et demi, la moyenne à prendre est d'environ vingt-cinq ans, attendu qu'il en est plus amorti dans les dernières années que dans les premières.

En prenant cette moyenne de vingt-cinq ans à 1,500,000 francs par an, nous avons une différence d'intérêts économisés de.................. 37,750,000ᶠ

Au lieu de payer à 5 0/0 les intérêts sur 75 millions, ce qui représente 93,750,000ᶠ

La Ville n'aura à payer que.................. 56,750,000

Différence égale.......... 37,750,000ᶠ

Les intérêts économisés sur l'emprunt du 3 février 1857 sont de 1 fr. 25 c. par obligation ; il y a 254,682 obligations de 225 francs. Elles sont émises à 205 francs, l'intérêt est de 9 francs par obligation de 225 francs.

L'économie est bien de 1 fr. 25 c. à 5 0/0.

En prenant une moyenne de dix-huit ans, cette économie, qui est de 318,553 francs par an, sera de......................... 5,734,954

Total..................... 43,484,954ᶠ

Il faut déduire cette somme économisée sur les intérêts à payer par la Ville, de celle portée aux pertes sur le capital non reçu, et qui se monte à... 57,352,715ᶠ

A déduire.................... 43,484,954

Reste un déficit de.......... .... 13,867,761ᶠ

A reporter.................... 30,353,715ᶠ

Report.................... 30,353,715^f

Mais, si nous tenons compte de ces différences d'intérêts économisés par la Ville, il est juste de porter à son compte de perte les intérêts des sommes qu'elle n'a pas reçues lors des émissions qu'elle a faites de ces obligations.

Les sommes non reçues sur ces emprunts s'élèvent à .... 30,353,715^f

Il faut donc ajouter les intérêts à 5 0/0 de cette somme pendant la moyenne du laps de temps stipulé pour les remboursements des obligations.

L'amortissement a lieu en plusieurs périodes qui varient de trente à quarante-deux ans et demi.

Nous prenons une moyenne de trente-cinq ans pour être au-dessous de ce que nous croyons exact.

L'intérêt à 5 p. 0/0 de cette somme de 30,353,715 francs, pendant trente-cinq ans, est de................................. 53,118,975

En y ajoutant les pertes par les tirages au sort, qui sont de.. 27,600,000

On trouve un total de pertes de 111,072,690 francs........ ci 111,072,690^f

En retranchant de cette somme 43,484,954 francs d'intérêts épargnés comme il est dit plus haut.......................... 43,484,954

On trouve encore un déficit de............................. 67,587,736^f

Emprunt de 1865.

La Ville, autorisée par la loi du 12 juillet 1865 à emprunter une somme nette de 250 millions, a cependant émis 600,000 obligations de 500 francs, ce qui représente 300 millions; mais elle les a donné à 450 francs, ce qui représente 270 millions au lieu de 250 millions, chiffre net qu'elle ne devait pas dépasser.

Il y a donc une différence de 20 millions, empruntés en dehors des termes de la loi.

Laissons cet incident et ne nous en occupons pas.

Les 600,000 obligations émises à 450 francs ont donné une perte sèche de.. 30,000,000^f » c
auxquels il faut ajouter les intérêts à 4 0/0 pendant une moyenne de trente ans, puisque le remboursement se fait par tirages au sort pendant soixante ans...................... 36,000,000 »

La Ville a donné au Crédit Mobilier, qui a traité avec elle de la prise des bons laissés sans souscription, une commission de (ainsi qu'il résulte du compte rendu de la Société du Crédit Mobilier).. 2,544,064 38

Admettons que les autres frais s'élèvent à.............. 455,935 62

Nous aurons un total de............................... 69,000,000^f 00 c

Il faut ajouter à cette perte de 69 millions, les lots qui sont de 285,000 francs par trimestre ou 1,140,000 francs par an, ce qui représente, pendant soixante années, un chiffre de... 68,400,000 »

Et les intérêts de ces 1,140,000 francs par an, hâtons-nous de les porter pour mémoire et ne les chiffrons pas, car nous ferions prononcer l'anathème contre les emprunts.

Nous avons cependant un total perdu de.............., 137,400,000ᶠ 00ᶜ
c'est-à-dire plus de moitié de ce qu'a produit l'emprunt.

Ajoutez-y le capital reçu........................... .: 267,000,000 »

Vous aurez un total de............................... 404,400,000ᶠ »ᶜ
Si .l'on ajoutait les intérêts à 4 p. 0/0 de cette somme, pendant trente ans, vous auriez un total de 330 millions....... 330,000,000 »

Et, enfin, un résultat général de 734 millions........... 734,000,000ᶠ »ᶜ

Faisons le compte de l'économie que la Ville a faite en ne payant aux obliga-
taires que 4 p. 0/0 au lieu de 5 p. 0/0. La différence est de 1 franc par obligation ; la Ville, en donnant un intérêt de 5 p. 0/0 aux obligations eut payé
par an 15 millions.

En payant 4 p, 0/0 elle ne donne que 12 millions par an, ce qui constitue
une économie de 3,000,0000 fr. par an.

C'est avec cette économie de 2 millions qu'elle doit parer aux pertes
qu'elle subit : 1º par la prime de 10 p. 0/0 donnée aux obligations de
500 francs encaissées à 450 francs, c'est-à-dire 30,000,000 francs ; 2º par es
lots de 1,140,000 qu'elle alloue annuellement pendant 60 ans aux obligations
qui sortent heureusement lors des tirages, c'est-à-dire 68,400,000 francs ; 3º et
par les intérêts à 4 p. 0/0, c'est-à-dire 36,000,000 francs. Ces trois millions
économisés pendant trente ans qui sont la moyenne des 60 lui produisent
90,000,000 francs avec lesquels elle doit payer les porteurs des obligations au
moment du remboursement. Pour le porteur de l'obligation c'est un accroissement de capital ; pour la Ville qui paye tous les ans un certain nombre de
primes, c'est une aggravation de l'annuité totale, soit un supplément d'intérêts.

Que l'on appelle supplément d'intérêt le chiffre de 137,000,000 la dénomina-
tion n'allège pas le fardeau.

Ce qui préoccupe les emprunteurs c'est de savoir à combien pour cent l'argent leur revient. Supposez deux emprunts égaux au chiffre remboursable à 5
p. 0/0, l'un en 50, l'autre en 100 ans ; les intérêts à payer dans le deuxième
cas seront doubles du premier, et pourtant le taux de 5 p. 0/0 est le même.

Pour l'emprunt de 1865 les 137 millions qui coûtent en sus des intérêts les
267,000,000 empruntés augmentent le taux de l'escompte seulement le 1 fr. 50
p. 0/0. En effet, si les 330 millions représentent à 4 p. 0/0 l'intérêt de
267 millions, et si l'on cherche quel est le taux de l'emprunt qui subit un
intérêt de 330,000,000 + 137, 000,000 on trouve 5.50 p. 0/0 de sorte qu'en
apparence l'emprunt s'est fait dans de bonnes conditions. Mais le **déboursé**
n'en est pas moins de 137,000,000.

Résumé général des quatre emprunts s'élevant à 528 millions :

Perte sur les trois premiers.................. 67,587,736ᶠ
Perte sur le quatrième.................. 137,400,000

Soit, en nombre rond.............. 205,000,000ᶠ

<table>
<tr><td>Comparaison et
différence.</td><td>Nous voyons ce qu'a coûté l'emprunt de 1865. Il s'élève à 734 millions pour 267 millions reçus effectivement. Différence 467 millions.</td></tr>
</table>

Maintenant mettons en regard ce qu'eût coûté une concession de travaux

s'élevant à 267 millions, payables en dix annuités et portant intérêt à 5 0/0.
En voici le tableau :

	Capital.	Intérêts.	Totaux.
Remboursement de la 1re année....	26,700,000	13,350,000	40,050,000
— de la 2e..........	26,700,000	12,015,000	38,715,000
— de la 3e..........	26,700,000	10,680,000	37,380,000
— de la 4e..........	26,700,000	9,345,000	36,045,000
— de la 5e..........	26,700,000	8,010,000	34,710,000
— de la 6e..........	26,700,000	6,675,000	33,375,000
— de la 7e..........	26,700,000	5,340,000	32,040,000
— de la 8e..........	26,700,000	4,005,000	30,705,000
— de la 9e..........	26,700,000	2,670,000	29,370,000
— de la 10e..........	26,700,000	1,335,000	28,035,000
Totaux..........	267,000,000	73,425,000	340,425,000

Ce serait donc une moyenne de 34 millions que M. le préfet prélèverait annuellement sur le budget, qui est de 154 millions, c'est-à-dire environ le cinquième des recettes.

Remarquons cette différence :

L'emprunt de 267 millions, de 1865, coûtera.......... 734,000,000 fr.

La concession de 267 millions de travaux coûterait..... 340,000,000

L'économie serait donc de.............. 394,000,000 fr.

c'est-à-dire de plus de 100 0/0.

Revenons en résumé, au boulevard Magenta, et faisons une comparaison qui rendra plus saisissante notre appréciation :

La subvention, d'après notre système, a été de 22,500,000 francs.

Ajoutons y les intérêts à 5 p. 0/0 pendant 4 ans, moyenne des 8 annuités à 1,125,000 par an, nous avons............................ 4,500,000^f »

Total.............. 27,000,000 »

Qu'a-t-elle compté de plus à la Ville? Rien.

Supposez que la Ville eut fait spécialement pour cette opération un emprunt public de 22,500,000, remboursable en 30 ans. Elle eut émis 45,000 obligations de 500 à 450 francs le déficit eut été de................................ 2,250,000 »

L'intérêt à 4 p. 0/0 pendant 25 ans (au lieu de 30) eût été de 800,000 sur le capital de 22,500,000, soit de.............. 12,000,000 »

Ajoutez y les tirages des lots qu'il faut compter comme pour les précédents emprunts, c'est-à-dire à environ 300,000 par an nous ne les portons qu'à 150,000 francs pendant 30 ans...... 4,500,000 »

Vous auriez un total de................ 18,750,000 »

Ajoutez y le capital.......... .... 22,500,000 »

Vous chiffrerez la dépense totale à................ 41,250,000 »

Par le système des bons de délégation, qu'a été la dépense de la Ville................. 27,000,000 »

La différence, ou économie est de...................... 14,250,000 »

En présence de ces chiffres comment pourrait-on préférer le système des emprunts à celui des Bons de délégation. Les grands corps de l'État n'ont-ils pas raison d'hésiter à autoriser des emprunts.

Nous y insistons : que les opposants y réfléchissent. Nous nous en rapportons à la brutalité de ces chiffres. Nous appelons l'attention des économistes sur ces tableaux qui ont aussi leur éloquence.

Si **M.** le Préfet de la Seine demandait au Corps-Législatif une loi qui l'autorisât à employer ce mode financier des *Bons de délégation*, en prouvant l'économie énorme qu'il procure, nous avons la conviction que cette loi ne lui serait pas marchandée, et que les emprunts onéreux seraient à tout jamais délaissés. Doit-on penser que le vote du 12 avril affranchisse la ville du besoin de cette loi et que l'usage des Bons de délégation est approuvé irrévocablement pour l'avenir ? Nous le désirons dans l'intérêt du travail et de l'hygiène publique ; mais nous croyons que la question reviendra plus d'une fois devant le Corps-Législatif et que l'opposition ne se fera pas faute de battre en brèche les *Bons de délégation*.

En un mot , tandis que le moindre des inconvénients de l'exécution des grands travaux de la ville de Paris , par voie d'emprunts à longs termes est de faire subir au trésor municipal une perte sèche à peu près égale au tiers des sommes empruntées, — l'emploi du système des *Bons de délégation* ne lui occasionne pas un centime de perte.

Les obligations de 500 fr. de la Ville encombrent le marché.

De plus, on ne peut créer un emprunt sans donner naissance à des millions de titres négociables , très-solides, il est vrai , et par conséquent très-recherchés , mais dont l'apparition jette le trouble et le désarroi sur le marché financier — en suscitant la plus sérieuse concurrence aux fonds publics.

Dans notre système , au contraire , chaque concession , d'une valeur de vingt millions; ne donne lieu qu'à la création de 4,000 titres de 5,000 francs qui pourraient parfaitement rester en portefeuille , en raison du taux suffisant de l'intérêt qu'ils payent, d'ailleurs ils ne sont pas admis à la cote de la Bourse. — Ce sont aujourd'hui des coupures de 100,000 francs chaque pour les nouvelles concessions.

Ces titres s'éteignent à époques fixes et assez rapprochées, et ne sauraient, par conséquent, être d'un sérieux embarras sur le marché public. — Disons mieux : ils ne devraient jamais y paraître, — car les grandes compagnies financières, qui se disent si gouvernementales, auraient dû se garder de faire cette mauvaise guerre à l'État dont elles tiennent leur privilége, et à la Ville dont elles n'ont aucun intérêt à ravaler le crédit.

IX

La question devant le Corps-Législatif.

Escompte
des Bons.

Il est triste et fâcheux de voir des compagnies privilégiées pousser la spéculation jusqu'à exiger un écart de 2 1/4 p. 0/0 pour admettre les *Bons de délégation* à l'escompte — car elles n'ignorent pas, qu'en acceptant ces bons, elles échangent leurs écus contre le papier le meilleur et le plus solide du monde entier, et elles risquent de faire échouer l'opération en témoignant moins de confiance à ces titres, garantis par la Ville, qu'au simple billet de commerce à trois signatures.

La combinaison était d'une constitution assez robuste pour pouvoir supporter même cette injure : et elle en triompha ; mais, nous apprîmes, une fois de plus, que ce n'est pas en France qu'il faut demander du patriotisme au capital.

Discussion
au
Corps législatif.

Quand on voit des compagnies privilégiées agir ainsi, quoique la plupart de leurs administrateurs, eux-mêmes, figurent dans les conseils du gouvernement, peut-on s'étonner d'entendre les députés s'efforcer à leur tour de dénaturer l'essence même du *Bon de délégation* en flétrissant le système du nom d'emprunt déguisé et illégal. — Peut-être ont-ils pensé que cet intérêt de 2.25 0/0 retombait sur la Ville, — ce serait une erreur ; cette charge pèse uniquement sur le concessionnaire.

Il eût peut-être convenu aux adversaires du système des *Bons de délégation*, de placer l'administration municipale dans la nécessité de renoncer à l'emploi de ce système, le seul, répétons-le, qui puisse permettre d'achever les grands travaux de Paris avec autant de rapidité que *d'économie* et de sécurité.

Mais, était-ce là une entreprise véritablement patriotique ? Pour répondre à cette question, il suffit de se demander qui aurait le plus souffert de la suppression des travaux.

Une pareille mesure, conséquence inévitable des propositions avancées et soutenues devant le Corps-Législatif, eût été funeste pour tout le monde : pour l'État et pour la Ville, pour les administrateurs et pour les administrés. Mais ce qui eût été atteint, tout d'abord, c'est cette masse de trois cent mille âmes, ouvriers, industriels, petits marchands qui ne vivent que du mouvement des capitaux déplacés par cette gigantesque opération des grands travaux de Paris !

Avait-t-on bien réfléchi à tout cela, quand on a eu l'idée d'entreprendre cette croisade contre le *Bon de délégation ?*

Non, sans doute : et si quelque chose nous a plus surpris encore, que cette tentative elle-même, c'est l'insuffisance de l'argumentation des orateurs du gouvernement chargés de repousser l'attaque.

Ils se sont bornés à dire que le système des Bons de délégation n'avait point le caractère des emprunts, et qu'il s'en distinguait surtout, en ce que, n'engageant pas l'avenir, il devait être considéré comme un sage aménagement de revenus, et qu'en interprétant avec sagacité les lois de 1818 et de 1837, on ne pouvait voir là qu'un acte de simple administration ; et le vote de la chambre leur a donné raison.

Mais cela ne peut suffire : la question n'est pas définitivement jugée et les adversaires des *Bons de délégation* peuvent revenir à la charge demain, car les défenseurs du système n'ont pas posé de conclusions rigoureuses, inattaquables ; et l'on ne sait pas si l'administration municipale est suffisamment autorisée par leur victoire à continuer à se servir des *Bons de délégation.*

Il fallait faire légaliser le système : faire constater officiellement que là était le salut.

Pourquoi n'avoir pas, en effet, demandé séance tenante que la situation de M. le Préfet de la Seine fût une fois pour toute régularisée sur ce point ?

Ne pouvait-on résoudre à fond la difficulté et éviter tout malentendu à venir ?

Rien n'empêchait cependant de faire ressortir combien il importe de se soustraire aux inconvénients et aux dangers des emprunts à long terme.

On aurait pu énumérer et préciser les avantages inhérents au système des *Bons de délégation*.

On aurait pu facilement prouver que ses adversaires eux-mêmes — mis au pouvoir — s'empresseraient d'adopter le système qu'ils combattent.

On aurait pu leur porter le défi de sortir des embarras de la situation sans le secours de ces mêmes *Bons de délégation*.

Une loi à demander.

Et, s'appuyant autant sur leur utilité, que sur les nécessités qui en recommandent l'emploi, on aurait pu faire voter par la Chambre une loi qui eût autorisé l'administration municipale à s'en servir *dans une mesure déterminée*.

On aurait pu décider, par exemple, que M. le Préfet serait en droit de donner la garantie de la Ville à un concessionnaire qui émettrait des Bons de délégation pour une valeur égale au chiffre de sa subvention, pourvu que l'ensemble des bons émis et garantis ne dépassât pas, par exemple, le quart des revenus de la Ville et fût complétement remboursé en dix ans.

Malgré les inconvénients d'une nouvelle discussion sur un objet qui paraît avoir été décidé par le vote du 12 avril, cette loi, qui n'eût eu rien d'excessif, aurait coupé court à toutes les velléités de récrimination, elle eut apuré la situation en consacrant d'une manière définitive le droit qu'ont les municipalités d'appliquer leurs revenus pour la satisfaction de leurs plus précieux intérêts, l'assainissement, l'embellissement des cités et surtout l'existence de leur population travailleuse ; car il est hors de doute que le mouvement c'est la vie et que, là où les capitaux s'agitent et se déplacent, l'aisance et le bien-être se répandent en proportion du mouvement imprimé par le déplacement même des capitaux. La Banque de France et les grosses caisses regorgent de capitaux qui dorment, c'est la mort du commerce ; la circulation incessante par les grands travaux, c'est la vie. Les milliards employés aux chemins de fer, aux travaux des villes de Paris, Lyon et Marseille, n'est-ce pas de la vie ? n'est-ce pas de la démocratie ? Les travailleurs n'en ont-ils pas pris les cinq sixièmes : qui le terrassier, qui le tailleur de pierre, le maçon, l'ouvrier des forges et des ateliers du matériel roulant, qui l'ouvrier pour les traverses en bois, le carrier, le charpentier, le menuisier, le tuilier, l'ardoisier, le plombier, le zingueur, le gazier, le tapissier, le marchand de meubles, l'ébéniste, l'architecte et tous ces employés nombreux comme une armée en temps de guerre.

Il n'y a pas jusqu'à la propriété elle-même, la chose la plus stable de sa nature, qui ne prenne une large part à ce mouvement d'argent que détermine la transformation des cités.

Depuis quatorze ans, par suite des démolitions accomplies par les marteaux municipaux, la propriété a fait élever, tous les ans, en France, pour plus d'un milliard de francs de constructions sur les terrains déblayés et livrés aux travailleurs.

Qui a profité de ces quatorze milliards de francs dépensés en construction? — c'est tout le monde; car il n'y a peut-être pas à Paris et dans nos grandes villes, un seul individu qui ne s'en soit ressenti plus ou moins.

Eh bien, quand il est avéré que le système des *Bons de délégation* peut seul permettre de continuer ce mouvement régénérateur, non-seulement à Paris, mais à *Lyon*, à *Bordeaux*, à *Marseille*, à *Nantes*, à *Lille*, à *Strasbourg*, à *Rouen*, partout enfin, où la vie et le bien-être ont besoin d'être soutenus et développés ; quand il est reconnu que le *Bon de délégation* est la seule ancre sur laquelle il soit permis d'amarrer solidement l'œuvre des grands travaux des villes, nous regrettons une lacune dans le discours de M. Rouher. Lorsque ce système était mis en question au Corps-Législatif, le ministre aurait pu saisir l'occasion de venger le hardi fonctionnaire qui, le premier, sut en faire usage avec une énergie qui a fait de son nom un *verbe*, et qui eût usé vingt préfets. Il eut pu faire entrer définitivement ce système dans nos mœurs en le couvrant de l'égide de la loi; c'eût été rendre au pays un immense service et attacher son nom à la plus utile des lois que puissent jamais voter ceux entre les mains de qui le peuple a remis ses destinées.

Espérons, toutefois, qu'il sera temps encore de revenir sur cette intéressante affaire. On sait maintenant que la question des grands travaux d'édilité est une question vitale. M. Haussmann a fait connaître l'immensité des ressources que présente l'emploi de ce ressort si simple : le Bon de délégation. — C'est aux hommes d'État qu'il appartient de faire en sorte qu'on ne puisse en paralyser l'action ; et nous estimons qu'ils y veilleront, car nous devons croire qu'ils prennent souci du bien-être et de la prospérité de ce grand peuple de France, qui ne demande qu'à vivre libre en travaillant.

Pourquoi pousser la Ville à sa ruine, nous dira-t-on ? Comment ! Quand nous voyons clairement dans ces grands travaux la *santé* de la population, la *vie* du commerce et la *fortune* de la Ville et des travailleurs; quand ces trois conditions vitales sont évidemment prouvées par une expérience de douze années, on voudrait que nous ne le disions pas, et que nous nous tussions.

Mais ce serait renier les principes qui nous ont toujours dominé ; des travaux, des travaux, des travaux quand même. C'est le moyen d'allonger les vestes sans rogner les habits.

Nous voudrions voir la Ville doubler ses grands travaux puisqu'il est prouvé mathématiquement qu'elle s'enrichit par ces mêmes dépenses, et qu'à ce point de vue seul on ne saurait trop en faire. L'opposition qui se produit contre les emprunts municipaux et ces dépenses ne vient que du bout des lèvres. Dans le fonds on y applaudit. — Nous le disons parceque nous avons entendu les pessimistes en faire l'aveu franchement.

Du reste, interrogez le peuple, chauvin ou non, tout le monde appelle l'heure de la destruction des quartiers infects, et leur remplacement par des squares, des arbres de cent ans que l'habile M. Alphand nous crée en un jour.

X

COROLLAIRE

Les fonds du concessionnaire en dépôt à la Banque de France.

Depuis trois ans que ce système des *Bons de délégation* a commencé à fonctionner, on a été à même d'en apprécier la puissance et de reconnaître les modifications dont il pouvait être susceptible.

Après avoir fait personnellement les estimations de six rues et boulevards que d'autres ont exécutés, nous en avons suivi l'application avec une sollicitude constante, et nous croyons remplir un devoir en signalant ici les perfectionnements que nous croyons utiles d'y introduire.

Si l'administration est persuadée que cette combinaison l'emporte sur toute autre, qu'elle est la seule à l'aide de laquelle on puisse poursuivre d'une manière régulière et continue le grand œuvre de la régénération de la voierie urbaine, partout où le besoin de cette mesure se fait sentir; — elle s'empressera sans doute d'en vulgariser l'usage, en accordant aux soumissionnaires de travaux toutes les facilités compatibles avec la prudence administrative et qui peuvent assurer l'indépendance des concessionnaires et les mettre en état d'observer rigoureusement les obligations que leur impose le cahier des charges. — Pour attirer à soi les entrepreneurs concessionnaires qui sont les seuls intermédiaires possibles entre l'administration municipale et les banquiers dont les fonds sont indispensables à l'exécution des travaux, à Paris surtout, le Préfet de la

Seine comprendra, qu'outre la garantie financière dont il appuie le *Bon de délégation*, il convient d'accorder au concessionnaire certains avantages, qui soient de nature à rendre moins étroite la dépendance dans laquelle il se trouve vis-à-vis du financier, dont le rôle consiste uniquement à faire un bon placement de son argent, en échangeant ses écus contre la signature de la Ville.

Dans la pratique, voilà ce qui a lieu :

Avant de faire choix de la maison de banque qui devra déposer ses espèces en son lieu et place dans la caisse de la municipalité, le concessionnaire doit d'abord rechercher le concours d'un capitaliste de deuxième ordre, qui consente à payer à cette maison de banque l'intérêt de l'argent échangé par elle contre les Bons, y compris le montant de la commission qu'elle exigera comme écart d'intérêt pour accepter lesdits bons.

Le commanditaire de la compagnie de Magenta dut préalablement payer à la Société Générale la somme de 1,880,000 francs de commission, en sus des 5 p. 0/0 d'intérêt que portaient les *Bons de délégation*.

De plus, et pour rémunération de son concours, il fallut concéder à ce commanditaire une participation réelle de 50 p. 0/0 dans les bénéfices éventuels à réaliser par la compagnie.

S'il n'eût accepté ces conditions, quelque dures qu'elles fussent, le concessionnaire eût dû renoncer à son entreprise, faute de pouvoir payer à la Société Générale le prix qu'il lui plaisait de mettre à son concours. Elle prêtait à 7 1/4 p. 0/0, sans y comprendre les intérêts de ces 1,880,000 francs payés d'avance, et dont elle a profité.

Eh bien, nous disons qu'il y a là, tout à la fois, excès de gain de la part du capital et charge écrasante pour le concessionnaire. — Et nous ajoutons : qu'il serait très-facile à l'administration municipale de prévenir l'abus et de soulager le concessionnaire, en l'affranchissant de la nécessité où il est de passer sous les fourches caudines de l'intermédiaire, pour arriver jusqu'au banquier bailleur de fonds.

Pour atteindre ce double résultat, il suffirait que la Ville fît remise elle-même au concessionnaire de la quantité de Bons nécessaire à solder la commission exigée par la Banque. Celle-ci ne refuserait pas de recevoir ces bons en payement, et le concessionnaire n'ayant plus à satisfaire la gourmandise d'un intermédiaire parasite, pourrait, à son tour, *faire profiter la Ville elle-même d'une portion* de la part de bénéfices qu'il est forcé d'abandonner à son co-traitant.

Si le commanditaire de Magenta n'eût pas eu à verser 1,880,000 francs, lui eût-on accordé 50 0/0 dans les bénéfices ? Évidemment, non.

Nous livrons à qui de droit l'examen de cette proposition, qui peut prendre telle ou telle forme de solution, mais qui recèle, à coup sûr, une pensée aussi saine, aussi juste qu'elle serait avantageuse, et contribuerait puissamment à faciliter l'exécution du contrat destiné à garantir la prompte et bonne exécution des travaux.

Une autre mesure qu'il serait très-désirable de voir adopter par la Ville, serait celle qui consisterait à exonérer le concessionnaire, de l'obligation où il est de verser un cautionnement. *Plus de cautionnement.*

On le sait de reste : cette mesure des cautionnements est le plus souvent illusoire : le chiffre des sommes à déposer se trouvant, la plupart du temps, tout à fait insignifiant et hors de toute proportion avec la gravité des risques réels que le cautionnement est censé couvrir.

Mais ici, puisque le concessionnaire verse par anticipation *la totalité des fonds* formant le montant de l'estimation des travaux, et que le prix des terrains de bordure est une seconde garantie dont la Ville est nantie, quelle nécessité voit-on à exiger un cautionnement? — un cautionnement de quoi? — il n'y a pas de risques à courir! Au surplus le cautionnement se trouve amplement suppléé au moyen de la mesure que nous devons signaler au sujet de la quantité de bons de délégation, comme nous l'avons dit plus haut page 22, et comme nous le dirons page 60. La Ville est complétement en possession de la valeur des travaux dont elle peut prendre la direction en cas d'empêchement quelconque de la part du concessionnaire. — Le cautionnement n'ayant plus sa raison d'être, devient une superfétation.

C'est un obstacle, parfaitement inutile; et il nous semble que l'entreprise est assez sérieuse, assez utile et même assez lourde pour le concessionnaire, pour qu'il soit du devoir de l'administration de le débarrasser de tout ce qui peut gêner ses allures, et le jeter en pâture aux appétits des capitalistes.

C'est donc au nom de l'intérêt commun que nous demandons LA SUPPRESSION DU CAUTIONNEMENT en faveur de tout concessionnaire employant le système des *Bons de délégation*.

Il est un troisième point sur lequel il nous semble très-important d'appeler la plus sérieuse attention de MM. les administrateurs municipaux :

C'est la détermination du périmètre même de la concession. — De cette détermination, en effet, dépend le chiffre de l'évaluation des terrains.

On veut, par exemple, ouvrir un boulevard de 600 mètres de longueur sur 30 mètres de largeur ; c'est un terrain d'une superficie totale de 18,000 mètres à déblayer.

Mais le pâté de maisons à démolir est percé de dix rues transversales, d'une largeur moyenne de 12 mètres, et qu'on devra laisser ouvertes.

Ces rues, traversant le périmètre concédé dans toute sa largeur, occupent une superficie totale de $12^m \times 30 \times 10$, soit de 3,600 mètres, sur lesquels il n'y aura aucuns travaux de démolition à exécuter.

L'administration croit faire une chose bonne et utile, en défalquant ces 3,600 mètres de la superficie générale de la concession, lorsqu'elle fait l'estimation vénale du périmètre concédé.

En principe, elle peut avoir raison ; mais un examen attentif de cette question, si simple en apparence, va nous prouver, qu'en agissant dans son droit, la Ville fait une chose parfaitement inutile d'abord, et que les circonstances rendent fort nuisible.

En effet : la concession étant estimée à une somme fixe de 21,600,000 francs, par exemple, il faudra diviser cette somme par le nombre de mètres carrés contenus dans le périmètre de la voie à construire. Or, plus ce nombre de mètres sera grand, moins sera fort le prix du mètre, et moins les expropriés seront autorisés à élever leurs prétentions en indemnisation.

Si, dans l'exemple que nous avons cité, la Ville concède la totalité du périmètre, sans défalcation de l'espace occupé par les rues

,transversales, on aura 21,600,000 fr. à diviser par 21,600 mètres, ce qui fait ressortir le prix du mètre superficiel à 1,000 francs.

Si, au contraire, la Ville défalque du périmètre la superficie totale occupée par les rues transversales, les 21,600,000 francs n'étant plus à diviser que par 18,000 mètres, le prix du mètre ressort à 1,333 fr. 33 c.

Les expropriés, prenant la fixation du prix de la Ville pour base de leurs prétentions, se croiront en droit de réclamer du concessionnaire une indemnité de 1,000 francs ou de 1,333 francs par mètre, selon que cette estimation aura porté, oui ou non, sur la totalité du périmètre concédé, — ce qui causerait un tort considérable au concessionnaire, et pourrait même, dans bien des cas, le décider à refuser l'entreprise.

Pour la Ville, cependant, qu'on comprenne ou ne comprenne pas la superficie des rues dans la détermination du périmètre, le résultat est toujours le même ; puisque, dans un cas comme dans l'autre, sa subvention de 21,600,000 fr. ne varie pas.

C'est là, exactement, ce qui s'est passé à l'occasion du boulevard Magenta.

Le périmètre total de la concession contenait 24,000 mètres à 875 francs le mètre, l'estimation s'élevait à 21 millions.

Défalcation faite des rues transversales, le périmètre ne contenait plus que 21,000 mètres qui furent estimés à 1,000 francs le mètre— pour revenir au chiffre de 21 millions, la concession ayant été consentie pour la somme déterminée de 21 millions.

Qu'est-ce que la Ville a gagné à cela ? absolument rien. — Le concessionnaire, lui, y a perdu 125 francs par mètre, soit en tout, deux millions six cent vingt-cinq mille francs qui eussent été économisés si l'exproprié eût pensé que le prix du mètre payé par la Ville était de 875 francs au lieu de 1,000 francs.

En s'abstenant de son inutile défalcation, la Ville aurait pu épargner au concessionnaire toutes les peines qu'il dut prendre pour défendre ses intérêts contre l'avidité des propriétaires, dont les appétits sont surexcités de mille manières en toute occurrence d'expropriations forcées.

On a prétendu, il est vrai, que la Ville n'avait pas le droit de comprendre dans le périmètre de la concession la superficie de la partie

des rues transversales absorbée par la nouvelle voie; et la raison qu'on
donne de cette interdiction se trouve, dit-on, dans son incapacité à
vendre aliéner, ou céder une propriété publique. — Elle n'a pas
capacité pour se dessaisir, Elle est mineure !

Nous ne voyons ni la justesse ni la portée de cette objection.

Quand la Ville comprend dans une concession une portion de rue
qui doit être raccordée avec une nouvelle voie à ouvrir, — est-ce
qu'elle vend cette portion de rue ? — Est-ce que le concessionnaire
des travaux, après avoir dépavé, nivelé, repavé et raccordé
ces portions de rues, qui, désormais, feront partie intégrante
de la nouvelle voie, ne remet pas le tout ensemble en bon état
d'entretien entre les mains de l'administration ? — De quoi celle-ci
s'est-elle dessaisi? — De la jouissance temporaire de ces bouts de
rue et pour cause de force majeure, par suite de réparations indispensables, oui : — mais de la propriété même de ces terrrains,
jamais. Elle nous les a confiés un instant, pour y exécuter des
travaux d'utilité qui ne lui ont pas coûté un centime et nous les lui
avons rendus en bon état de viabilité ; elle nous a payé notre
travail, il est vrai, mais c'est tout; et nous ne voyons pas qu'il y
ait là une trace quelconque de vente, de dessaisissement, de mutation,
ou même d'amodiation.

L'argument nous paraît donc dénué de toute espèce de valeur, et
nous persistons à prétendre que, dans l'intérêt de l'opération même,
ce serait faire acte de bonne administration que de comprendre désormais, dans la détermination du périmètre des concessions de
travaux, la totalité de la superficie comprise dans ce périmètre, sans
défalcation aucune des terrains appartenant aux portions de rues
absorbées par les voies nouvelles en construction.

Les fonds destinés à payer les travaux de la Ville, seront déposés à la Banque de France.

Nous avons reconnu dans un précédent chapitre, que M. le ministre d'État avait établi devant le Corps-Législatif (séances des 10 et
11 avril 1867) que la création des *Bons de délégation*, loin de pou-

voir être considérée comme un emprunt déguisé, n'était, à proprement parler, *qu'un acte de sage administration, constituant un simple aménagement des revenus de la Ville;* puisque, par l'emploi de ce système, loin d'engager l'avenir, en contractant une dette nouvelle, l'administration prenait des termes à sa convenance pour acquitter, à courtes échéances, la totalité de la subvention qu'elle accordait au concessionnaire des travaux à exécuter.

La chambre, par son vote, a donné raison à M. Rouher, et par conséquent, à M. le Préfet de la Seine.

Cependant, comme à la suite de ce vote, il n'a été pris aucune mesure spéciale pour consacrer l'emploi légal du système des *Bons de délégation,* nous avons cru devoir reprocher au Ministre d'avoir négligé de prendre des conclusions, et nous avons fait voir que son argumentation resterait incomplète et servirait de point de départ à toutes les attaques de l'opposition, tant qu'elle n'aurait pas abouti à cette conséquence : de faire légitimer officiellement l'emploi des *Bons de délégation,* en en faisant l'objet d'une loi spéciale.

Mais, puisque la solution de cette grave question est restée quasi indécise, malgré le vote acquis, il nous sera sans doute permis de soumettre à M. le Préfet une idée qui, selon nous, serait de nature à lui rendre toute sa liberté d'action, en dissipant jusqu'à la dernière trace de la confusion qui s'est glissée dans les esprits et peut ramener les objections déjà faites.

Pour éviter que ces attaques puissent se renouveler à la première occasion, il faut que tout le monde se pénètre bien de la distinction qui est à faire, entre un *emprunt* et un *dépôt.*

C'est cette distinction que les adversaires du système n'ont pas su ou n'ont pas voulu faire.

Celui qui contracte un emprunt peut disposer librement de la somme empruntée.

Celui, au contraire, qui reçoit un dépôt n'en peut aucunement disposer.

Il doit tenir la somme déposée à la disposition constante du déposant, à moins que celui-ci n'ait remis au dépositaire lui-même le soin de faire application du dépôt à un usage exclusif et déterminé à l'avance.

Or, c'est ici le cas ; et M. le Préfet de la Seine, tout en donnant

la garantie de la Ville aux bons du concessionnaire, en vue de faciliter ses rapports avec les banques, n'en reste pas moins le gardien
pur et simple du montant du dépôt fait par celui-ci ; dépôt qui a
une origine et une destination spéciales : le payement des travaux à
exécuter. — Les fonds déposés ne peuvent en aucune façon être
détournés de cette destination. — Ces fonds n'ont donc aucun des
caractères d'un capital libre. — Ils ne sont qu'un véritable dépôt à
destination spéciale; et l'opération qui les amène dans la caisse municipale ne peut, sans injustice, être assimilée à un emprunt.

Nous regrettons que M. le Ministre d'État n'ait pas fait envisager
la question sous ce point de vue, lors de la discussion du 11 avril
1867, son triomphe eût été sans doute plus complet et plus
décisif.

Eh bien, M. le Préfet peut encore, s'il le veut, prendre dès aujour-
d'hui une mesure qui fera tomber toutes les incertitudes à cet égard,
et réduira au silence les adversaires les plus déterminés du système
des *Bons de délégation.*

Il n'a, pour cela, qu'à introduire dans le traité qu'il passe avec le
concessionnaire la disposition suivante :

*Le montant intégral du versement imposé au concessionnaire
sera fait non à la caisse du trésor municipal, mais à la Banque
de France, qui en restera dépositaire, et ne se dessaisira qu'au fur
et à mesure de l'exécution des travaux et sur la présentation de
certificats visés par l'administration municipale.* Mais, dira-t-on :
la Banque de France ne paye pas d'intérêts pour les dépôts qu'elle
reçoit, la Ville non plus; mais cette dernière en fait produire un, au
profit du déposant en plaçant ses fonds soit au Trésor, soit ailleurs.—
Cela est vrai : mais, ce placement à si courte échéance produit un
intérêt de très-peu de valeur, qui varie de 1 à 2 p. 0/0 l'an et ne
saurait jamais compenser les avantages que le concessionnaire trouvera à entrer en relations avec la Banque de France.

Lorsqu'elle oblige le concessionnaire à verser au trésor municipal
une somme égale au montant de la subvention qui lui est accordée,
l'administration a en vue, non de se mettre elle-même en jouissance
de cette somme, mais uniquement d'assurer le payement des terrains compris dans le périmètre de la concession et celui des indemnités justement dues aux propriétaires et locataires à exproprier.

En présence d'une pareille disposition, qui pourrait accuser la Ville d'avoir fait un emprunt !

L'argent déposé appartient au concessionnaire.

C'est le montant de l'évaluation des travaux qu'il entreprend, et le gage de leur exécution.

Ni M. le Préfet ni personne n'y peut toucher.

Il ne sortira des caisses de la Banque qu'au prorata des payements à faire.

Et, quant aux *Bons de délégation* émis par le concessionnaire, ils sont la REPRÉSENTATION DE LA SUBVENTION ACCORDÉE PAR LA VILLE.

Lorsque l'administration leur donne son endos, elle ne fait que payer avec sa signature ce qu'elle aura plus tard à payer en espèces.

Elle fait une excellente opération : car elle prend du temps à sa convenance, et selon les ressources de son budget, pour payer en détail ce qu'elle devrait payer en bloc.

Où donc est l'illégalité? où voit-on la trace d'un emprunt?

Disons-le donc : cette mesure que nous conseillons — le DÉPÔT A LA BANQUE DE FRANCE, par le concessionnaire, du montant de l'évaluation des travaux qu'il entreprend, caractérise la nature de l'opération, et met le système à l'abri de toute interprétation fâcheuse.

Ce dépôt procure en outre deux grands avantages :

Il débarrasse l'administration municipale de tous soucis, la délivre des frais de garde, de gestion et d'une comptabilité toujours onéreuse.

Il place enfin le concessionnaire dans d'excellentes conditions :

En devenant créancier de la Banque, il trouvera d'immenses facilités pour traiter avantageusement avec les banquiers dont il réclamera le concours. — Il n'aura plus à subir de leur part les exigences qui paralysent d'ordinaire les efforts de gens *sans surface.* — La Banque de France, elle-même, le protégera dans toutes ses négociations; car elle comprendra que faciliter de telles opérations, c'est attirer dans ses caisses des centaines de millions de francs !

La Ville n'a pas intérêt à recevoir les dépôts puisqu'elle ne peut les placer, ni en retirer bénéfice pour elle-même.

La Banque, au contraire, en retire un intérêt en les jetant dans le commerce. — Improductifs et inertes pour la Ville, ils donnent la vie à la Banque et à l'industrie.

Le concessionnaire a donc avantage à faire ses dépôts à la Banque, qui peut faire escompter les *Bons de délégation* par les grosses maisons qui ont des sommes importantes en comptes courants chez elle. Elle ferait ces opérations sans déplacement de fonds et au moyen de simples *virements*.

Il serait utile, même, que les *Bons de délégation* fussent, préalablement à l'expropriation, déposés à la Banque, au *crédit du concessionnaire* qui les escompterait au fur et à mesure des besoins de l'expropriation. Voici pourquoi : — Le concessionnaire pourrait payer une partie du prix des expropriations avec des bons sans être obligé de les escompter. — Souvent, l'exproprié au lieu de recevoir comptant et subitement, en espèces, le prix de son immeuble, préférera ne pas être surpris et embarrassé de l'emploi de son argent. Il peut aussi préférer toucher le prix en bons portant intérêt à 5 0/0 et ne pas s'exposer à garder peut-être longtemps ces fonds improductifs dans sa caisse.

C'est cette raison d'improductivité, de son prix de vente, qui fait que l'exproprié demande toujours que la Ville ou le concessionnaire ajoute au prix réel, un *boni*, ou supplément d'un *dixième*, que le jury ne lui refuse jamais, à titre de DIXIÈME DE REMPLOI.

Qui supporte cette perte ? — Le concessionnaire. Mais, si l'on offre à l'exproprié de le payer en *Bons de délégation* portant intérêt à 5 0/0, ce dernier sera-t-il bien accueilli par le jury, quand il demandera le *dixième de remploi?* Non certes : sa prétention ne serait plus justifiable et n'aurait plus de raison d'être. Elle serait donc rejetée par le jury.

L'exproprié accepte-t-il le payement en *Bons de délégation*, c'est autant de moins à escompter : Refuse-t-il, le concessionnaire escompte ses bons et paye en espèces : mais dans un cas comme dans l'autre, l'exproprié n'a plus aucun droit à réclamer ce fatal *dixième de remploi* et le jury est autorisé à le refuser.

S'il en eût été ainsi pour Magenta, le concessionnaire eût économisé plus d'un million de francs sur l'escompte.

Comme conséquence, disons : qu'en facilitant au concessionnaire la réalisation d'une pareille économie, la Ville, à son tour, peut obtenir une réduction sur le prix de la subvention qu'elle lui accorde ; et ce serait justice.

En se plaçant à ces points de vue, on ne peut refuser d'admettre notre proposition, d'introduire dans le système des *Bons de délégation* l'obligation, pour le concessionnaire, de faire son versement, NON A LA CAISSE MUNICIPALE, mais à la BANQUE DE FRANCE.

C'est le meilleur moyen de rendre le système inattaquable et de fermer la bouche à tous les détracteurs.

Enfin, il nous reste à émettre un vœu qui trouvera sans doute un écho sympathique jusque parmi les membres du Conseil Municipal de la ville de Paris.

XI

Suppression des agences d'expropriation.

Nous voudrions voir disparaître les *Agences*, dites d'*expropria-tion*.

Les estimations erronées de l'administration d'un côté, et les prétentions exagérées des expropriés de l'autre, ont donné naissance à une sorte d'industrie interlope qui vit et prospère aux dépens de l'une et des autres.

Certains industriels, exploitant habilement les circonstances, sont venus s'interposer entre la Ville expropriant, et les propriétaires et locataires expropriés, et, s'ingérant, au nom de la liberté des transactions, dans des affaires qui ne les regardaient nullement, se sont hardiment posés comme protecteurs des expropriés contre ce qu'ils appelaient les prétentions arbitraires et tyranniques de l'administration municipale.

. A les entendre, les édiles n'avaient aucun souci des intérêts de leurs administrés. On ne cherchait qu'à dépouiller propriétaires et locataires ; et ils ne réussirent que trop souvent à peser sur les décisions du jury d'expropriation , de manière à léser gravement les intérêts du trésor municipal.

Si les offres de la Ville étaient toujours équitablement raisonnées, si les expropriés, dégagés de toutes surexcitations importunes, ne s'exagéraient à eux-mêmes l'importance de leurs droits et la valeur de leurs propriétés, on ne verrait certainement pas MM. les membres du jury dans la triste nécessité de céder à des exigences dont les conséquences retombent sur eux-mêmes et sur nous tous, puisqu'en fin de compte, c'est eux, ce sont les contribuables, c'est nous tous qui sommes victimes des pertes subies par le trésor municipal, puisque c'est de nos deniers qu'il se compose et qu'on dispose. En effet : toute allocation exagérée peut être considérée comme un impôt illégalement frappé sur le public.

Si l'autorité compétente ne prend pas une mesure, on ne trouve pas le moyen d'arrêter la progression effrayante des indemnités d'expropriation, des indemnités locatives surtout, c'en est fait du travail ; il faut renoncer à l'assainissement des grandes villes et congédier les ouvriers ; il faut les renvoyer dans leurs départements. — L'exagération des appétits va étouffer le travail : l'épicier, le boulanger, le pharmacien, le marchand de vin, qui ne vivent que par l'ouvrier, vont si bien faire, avec leurs demandes d'indemnités folles, que le départ de 300,000 ouvriers les ruinera. — **Y ont-ils bien pensé ?**

Tous les six mois, le prix des indemnités d'expropriation allouées par le jury, augmente de 20 p. 0/0. — Il est des décisions qui dépassent toute croyance et déroutent tous les calculs, toutes les estimations préalables.

Nous appelons donc l'attention dn corps municipal sur ce BARRAGE des travaux d'assainissement dont la ville de Paris a encore un besoin si urgent — les allocations exagérées du jury d'expropriation vont faire obstacle à toute exécution de travaux.

Et, cependant, ce sont les membres de ce jury qui payent l'impôt : ils ne se doutent pas qu'en se montrant si imprévoyants ils tirent pour ainsi dire sur eux-mêmes. — S'ils subissent les obsessions des expropriés, ils ruinent la Ville, et lui font une guerre dont ils seront les premiers à payer les frais. — On croirait que, de la part du jury d'expropriation, il y a parti pris de se mettre en hostilité contre les seuls travaux dont l'exécution soit vraiment avantageuse à la Ville et profitable à la plus grande partie de la population !

Nous sommes bien loin, cependant, de nourrir une telle pensée ; mais, qui donc fera cesser un tel aveuglement ?

Eh bien, à force de méditer sur ce grave sujet, nous sommes arrivé à trouver et à formuler tout un système qui nous permet de pouvoir avancer qu'il serait facile de débarrasser la Ville des coûteux services que lui rendent les institutions parasites d'Agences d'expropriation.

Traités
à l'amiable
avec
les expropriés.

La Ville, alors, cessant d'être considérée comme l'ennemi naturel de ses propres administrés, on ne verrait plus d'expropriés se présenter devant le jury, autrement que pour déclarer officiellement qu'il y a accord amiable entre l'administration et le propriétaire ou le locataire de l'immeuble exproprié.

Nous sommes prêt à fournir toute explication relative à la combinaison dont nous parlons.

CONCLUSION.

Ce travail a pour but :

1° De supprimer les emprunts qui deviennent inutiles et sont onéreux ;

2° De continuer les grands travaux de Paris au moyen des *Bons de délégation* ;

3° De faciliter l'entrepreneur par la remise de *tous* ces bons, afin qu'il puisse payer lui-même au capitaliste la commission exigée, sans être obligé de subir des intermédiaires ruineux ;

4° De comprendre les rues transversales dans le périmètre de la voie concédée ;

5° De hâter la liquidation d'une concession, par la remise de la voie aux ingénieurs de la Ville, aussitôt que les immeubles sont démolis et les terrains régalés, et en défalquant le prix de la construction de la voie du montant de la subvention ; par ce moyen, on éviterait une partie des droits proportionnels d'enregistrement que l'État perçoit injustement sur le traité de concession ; le point capital d'une concession consiste dans la construction de la voie par les soins de la Ville et à ses frais. Nous reviendrons sur ce point, et nous dirons une autre fois quels dangers court le concessionnaire, quand cette mesure n'est pas expressément stipulée dans son traité avec la Ville.

6° De traiter à l'amiable les indemnités immobilières, locatives et industrielles ;

7° De supprimer le cautionnement qui est remplacé par une garantie nouvelle, donnée à la Ville au moyen du fractionnement de la remise des bons de délégation. *En ne disposant que d'une partie de la subvention* le surplus ne devant être touché qu'après la réception de la voie.

8° Enfin, en imposant au concessionnaire l'obligation de verser ses fonds à la BANQUE DE FRANCE, nous avons cru rendre à l'opération son véritable caractère de DÉPÔT, mettre le système à l'abri de toutes attaques, et retirer à quiconque la possibilité de le confondre avec un emprunt illégal et déguisé.

On pensera que nous ne pouvions entrer dans de plus longs détails sur ce sujet, et toutes les personnes familiarisées avec ces questions nous comprendront et ajouteront *mentalement* ce que nous ne pouvons dire.

Paris, 1er mai 1867.

E. BARONNET.

CLICHY. —IMP. MAURICE LOIGNON ET Cⁱᵉ, RUE DU BAC-D'ASNIÈRES, 12.

d'un épithélium cylindrique se groupent autour des
culs-de-sac glandulaires ; ces vésicules sont envelop-
pées d'une couche de tissu cellulaire, renfermant une
multitude de noyaux allongés, dont le grand axe est
parallèle aux canalicules. » (Cruveilhier, p. 516.) Là
s'arrêtent les modifications qui surviennent dans les
mamelles de l'homme.

Je crois pouvoir éliminer de mon travail l'eczéma,
l'érysipèle, l'anthrax, le charbon qui ont dû certainement se rencontrer sur le sein de l'homme, mais je
n'en ai trouvé aucune observation, aussi je me crois
en droit d'admettre que ces diverses affections ne
présentent aucune particularité tenant à la région.

Acceptant la définition de M. Nélaton, j'admettrai
qu'il y a tumeur de la mamelle : 1° quand la mamelle présente une exagération pure et simple de son
volume ; 2° quand elle est surmontée d'une saillie
normale ou diffuse ; 3° quand elle renferme quelque
production qui, sans altérer son volume, détermine
dans sa consistance une modification que le toucher
fait reconnaître. (Thèse d'agrég., 1839.)

En étudiant toutes les affections qui rentrent dans
une de ces trois classes, je m'occuperai forcément des
maladies inflammatoires que les anatomo-patholo-
gistes ne rangent plus dans les tumeurs en général ;
mais, dans un sujet aussi nouveau que celui que j'ai
à traiter, il y aurait grand dommage à vouloir se li-
miter aux « masses constituées par un tissu de nouvelle formation, ayant de la tendance·à persister ou
à s'accroître. » (Définition de Cornil et Ranvier.)

L'inflammation occasionne dans le sein des tuméfactions que le chirurgien est obligé de connaître, quand cela ne serait que dans le but de pouvoir en faire le diagnostic différentiel.

En outre, l'anatomie pathologique des tumeurs du sein chez l'homme est complétement à faire avec les nouveaux cas qui pourront être observés dans l'avenir, car, sauf quatre ou cinq observations où les recherches histologiques ont été faites, la science est entièrement muette. Aussi, ne pouvant pas étudier les tumeurs du sein, en prenant pour base les classifications proposées par Nysten ou par MM. Broca, Virchow, Cornil et Ranvier, je me placerai à un point de vue purement clinique, et j'étudierai successivement :

1° L'hypertrophie des deux seins. Gynécomastie.

2° L'hypertrophie d'un seul sein ;

3° La mammite de la puberté ;

4° Les abcès et phlegmons ;

5° La mammite des adultes ;

6° Les tumeurs gommeuses ;

7° Les tubercules ;

8° Les kystes ;

9° Les adénomes. — Les fibromes

10° Les enchondromes.

11° Les cancers.

CHAPITRE PREMIER.

HYPERTROPHIE DES DEUX SEINS. — GYNÉCOMASTIE.

De tout temps, on a aimé le merveilleux, aussi n'est-il pas étonnant de voir créer un mot pour désigner les hommes auxquels de grosses mamelles donnaient un cachet féminin. Les faits de gynécomastie (γυνή, femme, μαστος, mamelle) ont été connus de toute antiquité, puisque Paul d'Egine en parle et même propose des opérations sur lesquelles nous reviendrons.

Si les anciens ont indiqué cette disposition, ils n'en ont pas laissé de description complète ; l'observation suivante, que je copie dans les *Mémoires de la Société médicale d'Emulation*, 1797, a été rapportée par Renauldin et, depuis cette époque, elle a été mentionnée par tous les auteurs qui ont eu l'occasion de parler de cette conformation.

Obs. 1re. — Jacques Loiset, charretier militaire, âgé de 24 ans, entra à l'hôpital du Val-de-Grâce pour y être traité d'un abcès, dont il guérit en peu de temps. Chargé de lui donner des soins, je m'aperçus un jour que ses mamelles étaient plus volumineuses qu'un homme ne les a ordinairement. Cette particularité ayant fixé mon attention, j'explorai soigneusement les autres parties du corps, et voici ce que je remarquai ;

Les mamelles, très-bien séparées, d'une forme demi-sphérique et d'une consistance asséz molle, ressemblaient parfaitement à celles d'une femme ; on sentait distinctement, comme chez le sexe, le corps glanduleux dont ces organes sont composés. La poitrine était étroite, les épaules saillantes, la voix féminine et le visage enfantin et imberbe.

Les parties génitales, quant à leur conformation, ne différaient de celles de l'homme que par leur extrême petitesse. La verge, semblable à un petit tubercule, pouvait avoir pendant l'érection, suivant ce que m'a dit l'individu lui-même, un pouce et demi de longueur; les testicules étaient comparables, pour le volume, à une petite noisette. Je lui trouvai le bassin très-évasé, le pubis proéminent et peu garni de poils; ceux-ci manquaient totalement au raphé, aux cuisses, aux jambes, aux bras, et se remarquaient en petite quantité à la région axillaire. Du reste, le sujet avait peu d'embonpoint et était même assez grêle.

Je tirai de lui les détails suivants : Né à Paris, de parents bien constitués, il n'éprouva rien de remarquable depuis sa naissance jusqu'à l'âge de 14 ans, époque à laquelle s'annonça chez lui la puberté, dont il ne tarda pas à faire usage. Ce fut à 16 ans que se développa sa taille, qui passe aujourd'hui cinq pieds et trois pouces, et qu'il vit ses mamelles prendre de l'accroissement. A 18 ans, celles-ci se gonflèrent considérablement, jusqu'à devenir plus volumineuses deux fois qu'à l'ordinaire, et, dans cet état, elles distillèrent une humeur séreuse semblable à du lait. Obligé d'aller fréquemment à cheval, il éprouvait des secousses fort incommodes. Il essaya, pour se soulager, d'appliquer sur sa poitrine une plaque de liége, afin de soutenir ses mamelles, dont le poids le gênait extrêmement, et ce moyen lui réussit. L'engorgement séreux subsista pendant deux années entières, c'est-à dire jusqu'à l'âge de 20 ans, et, depuis cette époque, il ne reparut pas davantage.

Cette singulière conformation ne l'empêche point d'être gai et d'avoir toutes les habitudes qui se remarquent chez les autres hommes. Il faut cependant en excepter sa répugnance à toucher le sein aux femmes, pour lesquelles il a d'ailleurs un goût très-décidé, quoique assez mal partagé par la nature, du côté des parties de la génération.

Bedor, chirurgien à Troyes, en a rapporté une pre-

-mière observation dans le Journal de Boyer, 1812, puis trois autres dans la *Gazette médicale*, 1836 ; il y a quelques années, Beau en a fait publier une autre dans la *Gazette des hôpitaux*.

C'est en général à l'époque de la puberté que les mamelles commencent à se développer ; chez quelques sujets le début pourrait presque remonter jusqu'à l'enfance. Villeneuve, dans l'article *Gynécomastie*, Dict. en 60, l'a vu débuter très-tard dans la vie, puisqu'il parle d'un homme de 60 ans, père d'une nombreuse famille, chez lequel les seins avaient pris un développement considérable vers l'àge de 50 ans.

Le volume que présentent les seins doit être très-variable et doit dépendre certainement de la taille et de la force du sujet chez lequel on les observe. Cependant la dimension que l'on trouve le plus souvent indiquée est celle que présenterait la mamelle d'une jeune fille, ou celle du poing.

Sauf le poids du sein, il semble que cette conformation soit exempte de signes particuliers ; cependant, chez un sujet de Bedor, la pression de tout vêtement était devenue insupportable ; chez celui de Renauldin, il y eut deux ou trois poussées douloureuses qui doivent se rapporter à ce que nous décrirons plus loin sous le nom de mastite de la puberté.

Il se produit quelquefois par le mamelon un écoulement de liquide blanchàtre que l'on a comparé à du lait; mais, d'après ce que nous avons vu en parlant de la physiologie du sein, cet écoulement que l'on peut produire sur beaucoup de mamelles, n'a rien de particulier, et nous le retrouverons dans plusieurs affections dont nous aurons à parler. Mais je ne crois pas que

l'on pui se admettre que ce soit chez des gynécomastes que l'on ait vu ces faits de sécrétion lactée
dont j'ai rappelé l'histoire ; l'anatomie pathologique,
que nous étudierons plus loin, ne me paraît laisser
aucun doute à cet égard.

Les gynécomastes sont ordinairement des individus chétifs, d'un tempérament lymphatique, à
poitrine étroite, à visage blanc, imberbe, et en résumé ayant une grande ressemblance avec la femme.

Bedor crut presque avoir devant lui une femme
ayant intérêt à cacher son sexe ; aussi s'empressa-t-il
de porter son examen sur les organes génitaux externes. Il les trouva avec toutes les apparences du
sexe masculin, mais très-petits, et l'individu disait
qu'il n'avait jamais eu d'érection. Renauldin dit que
chez son sujet, les organes ne différaient que par leur
petitesse, la verge ressemblait à un petit tubercule,
les testicules étaient comparables à une petite noisette. Dans le fait de Beau, les organes génitaux du
malade étaient à l'état normal, mais médiocrement
développés.

Cette difformité, signalée dans ces observations et
à laquelle, comme nous le verrons, on a voulu attribuer une importance considérable, n'existe pas toujours, ainsi que le prouve l'observation suivante
publiée par M. Bertherand :

Obs. 2. — Jeune homme de 16 ans, tempérament lympha-
tiques, ayant des mamelles considérables depuis quatre ans,
lorsque M. Bertherand l'observa. Elles avaient le volume
d'un poing ; toutefois ce jeune homme n'en était nullement
incommodé.

Les organes génitaux avaient également un *volume excessif,* et les parents avaient remarqué que leur fils se livrait à l'onanisme avec une sorte de frénésie.

Le tissu adipeux mammaire n'était pas très-abondant, et on sentait très-bien les lobes glanduleux de l'organe. Jamais d'écoulement par les mamelons. (*Gaz. méd.*, 1856.)

M. le professeur Gaillet, de Reims, dont je citerai plus loin deux intéressantes observations, a bien voulu, au sujet de ce travail, m'écrire qu'il avait eu l'occasion de rencontrer des mamelles aussi développées que celles d'une jeune fille chez un jeune garçon de 18 ans qui avait tous les attributs d'une virilité complète.

Quel est le tissu qui compose ces grosses mamelles? Si on s'en rapportait à ce que donne l'examen sur le vivant on pourrait admettre que c'est une véritable glande lactée ; ainsi, Renauldin dit que l'on sentait distinctement les corps glanduleux dont ces organes sont composés ; Bedor dit que la consistance était la même que chez la femme.

Mais le fait suivant, observé par M. Jules Cloquet en 1828, donne la véritable explication de la gynécomastie :

« M. Jules Cloquet communique le cas d'un infirmier de l'hôpital Saint-Louis, âgé de 60 ans, qui avait les mamelles aussi développées que celles d'une femme. Les seins ayant été disséqués après la mort du sujet, on n'y trouve qu'un amas de graisse, sans nul rudiment de glande mammaire. » (Acad. de méd., 1828).

C'est en effet de la graisse qui constitue la gynécomastie et nullement du tissu glandulaire ; aussi ne peut-on pas admettre, comme l'ont écrit certains auteurs, qu'il y ait dans cette conformation une des conséquences que l'on a dit exister dans le développement respectif des organes, désigné pour la première fois par Geoffroy Saint-Hilaire sous le nom de *balancement des organes*. Rien n'est en effet plus séduisant que d'admettre que, si les testicules et la verge, signes de la virilité, restent à l'état rudimentaire, les mamelles dont le développement est une des grâces de la femme prendront un accroissement plus considérable. Mais, comme nous l'avons vu, la gynécomastie peut se présenter avec des organes génitaux parfaitement développés, aussi faut-il chercher une autre explication.

Les gynécomastes sont des individus faibles, chez lesquels le tissu graisseux se développe en plus grande quantité, s'infiltre dans les organes, et, trouvant dans le sein une région dont la structure y prédispose, s'y accumule en plus grande quantité.

Cette disposition graisseuse peut tenir au tempérament scrofuleux, comme l'a dit Bedor ; elle peut survenir après la castration ; mais une cause plus singulière est celle dont Godard rapporte un exemple dans ses recherches tératologiques sur l'appareil séminal de l'homme, p. 67. Voici ce que nous lisons dans une note : « En 1846, entre dans les salles de M. Chassaignac un homme de 27 ans, dont les formes extérieures étaient celles d'une femme ; il avait la peau blanche, les cheveux longs, point de barbe, la voix féminine, les *seins développés*, les formes rondes et peu de force musculaire. Cet homme racontait qu'en 1840 il entra au service, fort, vigoureux, avec une barbe touffue, ayant des testicules et une verge volumineux. A la fin de 1843, il contracta la syphilis, et il eut en 1844 une orchite syphilitique double, à la suite de laquelle ses testicules s'atrophièrent. Cet homme n'eut plus d'érection, plus d'émission spermatique, et peu à peu ses formes sont devenues féminines.» Je ne puis voir, dans cette transformation, autre chose qu'un trouble général de l'économie avec infiltration graisseuse.

Ce qui me fait encore plus admettre cette explication, c'est que l'on ne comprendrait pas pourquoi les mamelles de l'homme auraient le privilége de se modifier lorsque l'individu se rapproche du type de la femme, tandis qu'on ne verrait aucun phénomène similaire pour la mamelle de la femme. Sans parler de ces viragos plus ou moins barbues, à formes et à voix masculines dont les seins ne sont nullement atrophiés, je trouve dans la thèse de mon collègue et ami M. Lefort, sur les vices de conformation de l'utérus et du vagin, « qu'en faisant l'autopsie d'une jeune fille présentant *tous les attributs extérieurs de son sexe*, sauf la menstruation, on ne trouva pas le clitoris et les petites lèvres moins développés qu'à l'ordinaire, le vagin se terminait par un cul-de-sac sans ouverture. Il n'y avait pas d'utérus, et les ovaires étaient remplacés par deux corps fibreux dépourvus d'élément glandulaire. (Gintrac, p. 31). »

Bedor, dans son travail sur la gynécomastie, examina surtout le côté médico-légal et il arriva aux deux conclusions suivantes :

1° La gynécomastie établit sinon une preuve, au moins une assez forte présomption d'impuissance pour devoir détourner de tout mariage dont le but serait de rester sans postérité. La réponse du médecin devra être dans ce sens, lorsqu'il se trouvera requis d'éclairer une famille sur ce point.

2° Il y a lieu de comprendre le vice de conformation des parois de la poitrine qui caractérise la gynécomastie dans les difformités reconnues susceptibles de faire prononcer l'exemption et la réforme du service militaire.

Je crois que la première conclusion est beaucoup trop absolue, puisque nous avons des faits contraires; mais, en admettant que la difformité des organes génitaux soit même le plus ordinaire, il sera prudent de ne se prononcer qu'après examen.

Quant à la seconde conclusion, elle est aujourd'hui réalisée, car M. le baron Larrey range la gynécomastie dans les difformités susceptibles de faire prononcer l'exemption, et dans ses cours de clinique, il avait soin de faire remarquer que la compression de l'habit, de l'équipement, les exercices seraient pour les individus atteints de cette anomalie des causes incessantes et efficaces de maladies.

Peut-on opposer quelque traitement à cette difformité? Il est certain que, si on voyait un enfant avoir une tendance au développement des seins avec tempérament scrofuleux, il faudrait chercher par un régime tonique à relever sa constitution.

Si le poids devenait un peu gênant, on pourrait comme l'avait fait le malade de Renauldin, essayer d'un corset.

Mais faut-il recourir à l'instrument tranchant? Je n'ai trouvé aucune observation indiquant que l'ablation ait été pratiquée pour un simple développement des mamelles; mais, comme je l'ai dit plus haut, Paul d'Egine opérait de la manière suivante

«Il est bon d'opérer, dit-il, cette messéante difformité qui donne l'air efféminé. Faisant donc une incision en croissant à la partie inférieure de la mamelle nous disséquons et nous enlevons la graisse, puis nous réunissons par des points de suture. Mais si par hasard la mamelle tombe, à cause de sa grosseur, sur la partie inférieure, comme chez les femmes, nous faisons à la partie supérieure, deux incisions demilunaires se rejoignant par leurs extrémités, de manière que la plus grande embrasse la plus petite ; ensuite nous disséquons la peau qui est dans l'intervalle, puis nous enlevons la graisse et nous employons les sutures. Si par hasard nous avons coupé moins qu'il ne faut, nous incisons de nouveau et nous enlevons la partie surabondante, puis nous cousons et nous appliquons un remède approprié aux plaies sanglantes. » (Paul d'Egine. Tr. R. Briau, ch. 46).

CHAPITRE II.

HYPERTROPHIE D'UN SEUL SEIN.

Cette disposition est beaucoup plus rare que la précédente.

Ansiaux (Clinique chirurgicale, 1816, p. 212), rapporte que « Moes a la mamelle gauche aussi développée que celle d'une femme. Le mamelon est très-bien formé et entouré d'une belle aréole. Cette mamelle a constamment été plus grosse que la droite, mais c'est surtout depuis l'époque de la puberté qu'elle a pris du volume ; au reste ce jeune homme est assez robuste et n'offre aucun vice de conformation dans les organes génitaux. »

Dans une séance du mois de décembre 1869, M. Labbé présenta à la Société de chirurgie, un jeune garçon dont voici l'observation :

Obs. 1re. — M. Labbé présente un jeune homme qui offre un développement glandulaire de l'une des mamelles depuis son enfance.

Le nommé T... (Vincent), scieur à la mécanique, âgé de 22 ans, entre, le 20 novembre 1869, au n° 35 de la salle Saint-Christophe, pour plusieurs contusions sans gravité, particulièrement à l'épaule droite et au côté de la poitrine.

L'examen de cette dernière région fait découvrir, à la place normale du sein, une tumeur arrondie présentant les caractères de volume, de forme et de consistance d'une mamelle de femme. Sa partie inférieure, qui a participé à la contusion, est légèrement excoriée et présente du gonflement.

Les contusions disparaissent rapidement ; la tumeur mammaire conserve cependant, dans sa partie déclive, un gonflement qui, d'après le dire du malade, augmente d'un quart environ son volume primitif.

Voici les renseignements que nous a donnés le malade sur l'apparition et le développement de sa tumeur, ainsi que sur les divers phénomènes qui les ont accompagnés :

« La tumeur est congénitale ; elle a présenté le volume d'une fève jusqu'à l'âge de 5 ans, époque à laquelle elle acquit celui d'un œuf de poule. Elle devint alors ovoïde, bien circonscrite, résistante, légèrement inclinée en bas par son propre poids, située exactement au niveau du mamelon Celui-ci, jusque-là parfaitement normal et semblable à celui du côté opposé, s'était alors effacé, élargi et entouré d'un cercle brunâtre de 2 centimètres de diamètre environ, simulant l'aréole.

« Pas de changements notables jusqu'à l'âge de 15 ans. A partir de cette époque, accroissement progressif de la tumeur jusqu'à l'époque actuelle et, avec l'augmentation de volume, élargissement de l'aréole.

« Le malade se rappelle que, depuis l'âge de 12 ou 13 ans, il s'écoulait de temps en temps sur son mamelon un peu de liquide qui tachait en jaune et empesait sa chemise. Cet écoulement s'accrut beaucoup vers l'âge de 15 ans.

« Il revenait alors toutes les semaines, s'accompagnant d'un prurit très-vif dans toute la région mammaire.

« Depuis l'âge de 17 ans, l'écoulement diminue graduellement et se reproduit à intervalles de plus en plus éloignés : d'abord quinze jours, puis six mois. »

« Depuis six mois, ce jeune homme habite Paris, il n'a constaté que deux fois une tache large comme une pièce de cinquante centimes.

« Aujourd'hui, la tumeur est irrégulièrement élastique et résistante, parfaitement circonscrite, proéminente, du volume d'une mamelle ordinaire, séparée de la poitrine, dans la partie déclive par un sillon profond. L'aréole a environ quatre centimètres de diamètre ; à son pourtour, on remarque de petits tubercules blanchâtres qui tranchent sur sa coloration brune. Elle est régulièrement arrondie, et, à son centre, un ensemble de petits tubercules très-peu saillants simulent un mamelon aplati qui est creusé d'un petit orifice central.

« Ce mamelon est relié profondément à plusieurs masses résistantes, irrégulières, confondues entre elles, qui forment la masse solide de la tumeur et donnent au toucher la sensation exacte des lobes mammaires. Cette masse est tout à fait indépendante des parois pectorales sur lesquelles elle glisse très-largement, et dont on peut l'écarter par la traction.

« Les organes génitaux, bien développés depuis l'âge de 15 ans, fonctionnent normalement.

Chez ces deux individus, les organes génitaux étaient parfaitement développés, et je serais aussi disposé à nier, comme je l'ai fait pour la gynécomastie une influence spéciale des organes de la génération , si M. Gaillet n'avait publié, en 1850, deux observations qui tendraient à soutenir une opinion inverse.

Voici ces deux observations.

Obs. 2. — Jeune homme de 20 ans, garçon de café. Grand, bien conformé. Son père mort d'un cancer de la face. Depuis cinq mois il porte une tumeur de l'épididyme très-considérable. Le malade mourut 48 heures après l'opération. La mamelle est plus développé qu'à l'état ordinaire. On y trouve à l'examen la structure glanduleuse.

La pression faisait suinter par le mamelon un peu de liquide blanc-jaunâtre, opaque, un peu visqueux, ayant les caractères du colostrum. Sur la peau on voyait deux conduits galactophores qui se dirigeaient de l'épaisseur de la glande vers le mamelon.

Obs. 3. — Jeune homme de 28 ans, bien conformé, auquel on enleva, en juillet dernier, un testicule pour une tumeur de l'épididyme. La nature cancéreuse fut constatée par le microscope.

Au mois de janvier 1850 ce malade revint mourir avec une récidive.

Chez ce sujet, la région mammaire faisait une saillie notable, comme chez une jeune fille sur le point d'être réglée; au centre se trouve un mamelon bien conformé, avec une aréole brune présentant quelques poils. Le palper donne la sensation d'une glande de femme et en pressant fortement on fait suinter par le mamelon une gouttelette d'un liquide blanc assez jaunâtre. Après l'avoir détachée et isolée du tissu cellulaire, dont elle se distingue par une densité plus grande, on lui trouve 18 centimètres de circonférence et 1 et demi de profondeur, enfin 6 dans le sens vertical. La substance qui la forme offre la même densité que chez la femme grosse, couleur blanc rosé à la circonférence, blanc opaque, un peu laiteux au centre et vers le mamelon.

A la coupe on voit de petites saillies de la grosseur d'une tête d'épingle présentant une couleur rosée qui paraît due à l'injection sanguine. En pressant, on fait sortir de ces petites saillies ouvertes, un liquide blanc, jaunâtre, opaque, épais, un peu visqueux ; si on perce, avec un scalpel, celles de ces petites saillies qui ne sont pas ouvertes, on peut faire suinter le même liquide. Le microscope fait reconnaître du colostrum avec ses corps granuleux, des globules laiteux d'un volume varié, enfin de l'épithélium propre aux culs-de-sac de la glande mammaire. (Soc. de Biologie, 1850.)

M. Ledentu, dans son excellente thèse sur les anomalies des testicules, a cité une observation de monorchidie avec hypertrophie mammaire gauche, et il fut constaté que c'était le testicule gauche qui n'était pas descendu.

Je ne crois pas que ces faits suffisent pour en tirer une conclusion affirmative, et cependant on pourrait croire que le gonflement d'une des mamelles coïncidant avec l'atrophie d'un des testicules n'est pas chose rare, car je lis dans la thèse de M. Collette (p. 25) : « M. Gubler a pu vérifier ce fait plusieurs fois, et, en apprenant que ce malade avait la mamelle gauche plus volumineuse que celle de l'autre côté, il annonça que le testicule correspondant devait être amoindri. »

CHAPITRE III.

MAMMITE DE LA PUBERTÉ.

A l'époque où l'enfant devient homme, tout l'organisme prend part à cette grande transformation. Le corps perd les formes arrondies de l'enfance, la peau devient plus dure, plus ferme, la voix subit cette transformation que l'on désigne sous le nom de mue, les organes génitaux externes se développent et les mamelles, qui ont cependant, comme nous l'avons vu, un rôle bien insignifiant chez l'homme, participent à cet accroissement.

Le sein grossit, présente une légère tuméfaction qui, chez le plus grand nombre des jeunes gens, s'effectue sans aucun phénomène appréciable et sans que leur attention soit même appelée sur cet organe.

Mais il n'en est pas toujours ainsi, et cette tuméfaction physiologique s'accompagne quelquefois de douleurs assez vives pour engager les parents à demander un conseil médical.

Plusieurs médecins m'ont dit avoir observé des faits semblables, mais je n'en ai trouvé aucune relation dans les recueils que j'ai parcourus. Je puis cependant en rapporter un qui m'a été remis par le malade lui-même, dont le nom que je ne puis citer, jouit d'une juste notoriété dans le corps médical.

Obs. 1re.—M. X..., bonne constitution, sans maladie antérieure, fut atteint à 14 ans, au moment de la puberté, d'une douleur mammaire gauche ou plutôt d'une excitabilité particulière du mamelon. Le frottement d'une chemise empesée déterminait un agacement particulier et quelques élancements. La mamelle était plus volumineuse que celle du côté opposé.

L'aréole était rouge, très-saillante, douloureuse à la pression. Le mamelon très-érigé était particulièrement sensible. L'excitation cessait quand le mamelon était à l'abri de tout contact. La nuit rien d'appréciable.

Ces petits accidents se reproduisirent plusieurs fois. Les deux mamelles furent prises, quelque fois successivement, plus rarement ensemble. La gauche plus fréquemment que la droite.

C'était surtout dans la saison chaude que les douleurs survenaient. Elle cessèrent au bout de dix-huit mois à deux ans.

A partir de cette époque et malgré l'état de maigreur de M. X... qui, jusqu'à l'âge de 28 ans, ne présenta pas d'embonpoint, les mamelles furent plus volumineuses que chez les autres jeunes gens, mais le mamelon garda son volume normal.

A l'âge de 30 ans, M. X... prit beaucoup d'embonpoint et les mamelles présentèrent l'aspect qu'elles offrent chez des hommes atteints d'embonpoint excessif, mais sans aucune douleur et sans aucune sensibilité.

D'après les renseignements oraux que j'ai pu recueillir, la mammite de la puberté se termine, dans la majorité des cas, plus rapidement que chez M. X.; mon maître M. Nélaton m'a dit qu'il en avait vu un assez grand nombre et il leur assigne une durée de trois à quatre mois.

L'observation suivante empruntée à la clinique de Symes montre, que les symptômes douloureux peuvent quelquefois avoir une durée beaucoup plus longue.

Hypertrophie de la mamelle chez un jeune homme ; opération.

Obs. 2. — Thomas Donadron, âgé de 24 ans, a été reçu, le 11 juillet, pour une tumeur à la mamelle droite. Cette tumeur a le volume d'une mamelle ordinaire chez la femme à l'âge de la puberté ; elle lui ressemble effectivement. Le malade a déclaré que l'origine de la tumeur datait de huit ans, son volume avait augmenté par degrés, et il y accusait des douleurs lancinantes. M. Syme l'a enlevée comme s'il s'agissait d'un sein cancéreux. La structure de la tumeur était analogue à celle du sein normal chez la femme. Guérison. (*Gaz. méd.*)

Horteloup. 3

Dans quelques cas exceptionnels la mammite de la puberté peut se terminer par suppuration ; M. Nélaton ne l'a jamais observée, mais plusieurs chirurgiens m'ont dit se rappeler un certain nombre d'abcès survenus lentement dans ces circonstances. Quelquefois une cause fortuite pourra, chez un jeune sujet, développer ces accidents de mammite qui surviennent le plus souvent d'une façon toute physiologique.

Ainsi, le fait suivant, publié par M. Velpeau, peut être cité comme un exemple venant à l'appui de cette opinion :

Un malade âgé de 16 ans, couché au n° 16 de la salle, a vu survenir, dans la région du sein gauche, au-dessous du mamelon, une tuméfaction avec de la douleur, légère au début, mais qui n'a pas cessé depuis le début. Ce jeune homme, garçon coutelier, attribuait sa maladie à ce qu'il s'appuyait sur le côté gauche du thorax. Au bout de cinq à six mois, la fluctuation devint évidente, la peau était rouge, cependant il n'y avait pas de réaction générale. M. Velpeau fit une ponction et le malade guérit rapidement (1840).

En présence de ces accidents, le médecin devra se contenter de prescrire des onctions avec des corps gras, l'usage du linge non empesé, dans le but d'éviter le frottement, et ne pas chercher à modifier la marche de cette mammite, car M. Nélaton, qui m'a dit avoir pu le vérifier souvent, m'a bien assuré que les traitements plus ou moins énergiques ne donnaient aucun résultat avantageux.

CHAPITRE IV.

1° ABCÈS CHAUDS.

J'ai pu recueillir six observations assez détaillées d'abcès du sein ; à ce nombre, j'en ajouterai cinq que M. Velpeau ne fait que mentionner.

D'après ces observations, on voit que le sein de l'homme peut être le siége d'abcès à tout âge, puisque le malade le plus jeune avait 22 ans et le plus âgé 78.

Dans quatre cas, l'abcès est survenu sans que les malades aient pu l'attribuer à un traumatisme évident. Chez les autres malades, l'abcès était dû à un choc produit par un morceau de bois, par un coup de bâton, par une balle ayant frappé sur une plaque d'uniforme, par la chute d'une grosse pierre sur le mamelon.

Dans les autres observations, on ne trouve pas de renseignements étiologiques.

Le sein droit a été envahi 3 fois.

Le sein gauche, également 3 fois.

Dans quatre observations, mention n'est pas faite du côté malade.

Dans une observation de M. Bryant (Lancet, 1863), le malade, âgé de 34 ans, se présenta avec un double abcès mammaire.

Dans un autre cas cité par le même chirurgien, les deux seins furent pris simultanément, mais il n'y eut que le sein gauche qui suppura.

En parlant de la marche des abcès du sein chez l'homme, M. Velpeau s'exprime ainsi : « Les abcès idiopathiques marchent avec une certaine lenteur ; » je crois, d'après les observations que j'ai pu recueillir, que la marche doit au contraire en être assez rapide. Il est probable que M. Velpeau en écrivant ces lignes s'était laissé influencer par le souvenir des abcès qu'il avait observés au moment de la puberté.

Ainsi, dans une observation due à M. le baron H. Larrey, le malade n'avait ressenti de la douleur que trois jours avant son entrée à l'hôpital, époque à laquelle on constata déjà de la suppuration : chez un autre malade, le début remontait seulement à huit jours.

Quel est le siége des abcès du sein chez l'homme ? M. Velpeau, page 686, dit : « Le tissu mammaire est si dense, la glande a si peu d'épaisseur que les inflammations, si elles deviennent purulentes, ne peuvent guère amener de collection qu'entre la poitrine et le sein, ou dans la couche sous-cutanée. »

On pourrait croire d'après ces lignes que M. Velpeau se refuse à admettre les abcès de la glande, cependant, page 685, il cite le fait d'un domestique âgé de 23 ans, ayant eu un abcès dans l'épaisseur de la glande.

Ces cas doivent être en effet fort rares, cependant voici une observation que M. Chassaignac a publiée dans son Traité de la suppuration, sous le titre de Mammite purulente.

Obs. 1re. — Broussin (François), 38 ans, journalier, entre le 13 août 1857 à l'hôpital Lariboisière.

Il y a un mois, cet homme ressentit une douleur dans le mamelon gauche. Il y porta la main et le trouva engorgé.

Dix jours après, un abcès survint dans l'aisselle et la douleur du mamelon diminua.

Le 5 août la tumeur du sein augmenta de volume et devint douloureuse. Aujourd'hui on trouve dans la région du sein gauche une tumeur du volume d'un œuf de poule, correspondant exactement à la situation de la glande mammaire et surmontée par le mamelon. La base de cette tumeur, dans laquelle on distingue facilement l'élément glanduleux, est dure, résistante, bosselée, facile à circonscrire, et d'une épaisseur considérable. Le sommet est, au contraire, très-mou et présente une fluctuation manifeste.

17. Deux tubes à drainage croisés en X sont passés dans la tumeur. Le pus s'écoule immédiatement. Cataplasmes.

Le soir, absence totale de fièvre. Le malade mange avec beaucoup d'appétit.

22. Cicatrisation de l'abcès. Néanmoins il existe encore un noyau assez dur dans lequel on sent l'élément glandulaire. Le malade sort.

M. Robelin s'appuyant sur la vaste expérience de son maître M. le baron Larrey, admet que les abcès sous-mammaires sont de beaucoup plus fréquents que les abcès sous-cutanés qui, pour M. Velpeau, étaient même assez rares. Voici deux exemples d'abcès sous-cutanés empruntés, l'un à la thèse de M. Robelin, l'autre à l'ouvrage de M. Chassaignac :

Obs. 2. — Vallin, soldat au 18e léger, entre au Val-de-Grâce, salle 28, n° 10, le 1er mai 1851. Il n'a pas reçu de coup, pas éprouvé de pression à la région mammaire ; il a seulement souffert, dans les derniers temps, des marches forcées. Il y a trois jours, sans cause appréciable, il a ressenti un peu de douleur et de gonflement immédiatement en dedans de son mamelon droit ; petit à petit il s'est formé une petite tumeur avec rougeur de la peau, et gêne locale assez considérable pour qu'il désire l'hôpital. M. H. Larrey reconnaît alors un petit abcès phlegmoneux du volume d'une grosse noix, siégeant superficiellement dans le tissu cellulaire sous-cutané de l'aréole. Une ponction est faite, et donne issue à une petite quantité de pus phlegmoneux ; pansement simple ensuite et continué les jours suivants, et le malade sort le 7 mai, après cicatrisation complète du foyer. (Robelin.)

Obs. 3. — Abcès angioleucitique du sein droit chez un homme ; lavage, occlusion, réunion complète au bout de deux jours.

Guilland (François-Joseph), âgé de 31 ans, de Bercy, entré le 15 juin 1852, salle Saint-François, n° 10.

16 juin. Le malade est sorti, il y a douze jours, des salles de M. Gueneau, où il a été traité d'une pleuro-pneumonie par des ventouses et des vésicatoires. Il y a huit jours, probablement à la suite de l'irritation déterminée par les cantharides, le sein droit a pris de la sensibilité ; un abcès phlegmoneux s'y est formé, et consécutivement les ganglions axillaires se sont hypertrophiés et sont devenus douloureux. Néanmoins il ne paraît pas qu'il y ait eu chez lui d'accidents intermittents. Il faut dire à cet égard que le malade travaille dans les puits. Évacuation du foyer, lavage, occlusion.

Cet abcès mérite de fixer l'attention parce qu'il pourrait servir à expliquer comment se produisent les maladies du sein chez certaines femmes, qui ont toujours sur les téguments de la base de la poitrine quelques écorchures déterminées par la pression des corsets.

17. On fait sortir, en pressant, quelques gouttelettes de pus roussâtre, mais il y a une remarquable tolérance à la pression.

18. Réunion complète des lèvres de la plaie.

Il est survenu une variole qui n'a apporté aucun obstacle à la guérison de l'abcès, car l'engorgement périphérique a presque complétement disparu, et les bords de l'incision sont bien réunis. (Chassaignac.)

La durée des abcès diffère suivant que l'on étudie

les abcès sous-mammaires, glandulaires ou sous-cutanés.

Le malade de M. Chassaignac atteint de mammite a demandé douze jours pour guérir ; un malade de M. Bryant atteint d'un abcès sous-mammaire n'a pu obtenir sa guérison qu'après trois semaines.

Les abcès sous-cutanés, au contraire, sont remarquables par la rapidité avec laquelle ils se ferment ; ainsi Vallin, cité plus haut, est guéri en moins de six jours ; Guilland, opéré le 16 juin, sort le 18 avec une réunion complète des lèvres de la plaie.

Dans toutes les autres observations, on voit indiquée, guérison rapide.

Quant au mode de traitement à instituer contre les abcès du sein chez l'homme, je crois qu'il faut se hâter d'ouvrir la collection purulente, car, ainsi que le fait remarquer M. Velpeau, « il n'y a point lieu, comme chez les femmes, d'en préférer l'ouverture spontanée à l'ouverture chirurgicale. »

2° ABCÈS FROIDS.

Je n'ai pas trouvé d'observation d'abcès froids survenus dans la mamelle de l'homme ; le seul fait qui pourrait peut être les faire admettre, est le suivant emprunté à M. Velpeau.

« Teisse, quarante-quatre ans, jardinier, fort, bien constitué, n'ayant jamais eu de maladie grave, tomba, il y a vingt mois, le sein droit sur un tonneau. L'accident passa d'abord inaperçu ; mais quinze jours plus tard, le malade constata sur le point qui avait reçu le coup, l'existence d'une tumeur du volume d'un

œuf qu'il négligea complétement. Entré salle Saint-
Côme, à l'hôpital de perfectionnement, en février 1824,
il portait, sur la moitié antérieure droite du thorax,
une tumeur du volume de la tête d'un adulte. Bosselée, cette tumeur offre en bas quelques éminences
qui s'avancent vers les huitième et neuvième côtes.
Dans l'intervalle de ces bosselures la masse est
comme ramollie. La peau qui la recouvre est parfaitement saine, et sans adhérence sur aucun point. Du
côté de l'aisselle, on remarque une saillie formée par
le bord inférieur du grand pectoral, et le sternum,
qui est enfoncé, fait ressortir les cartilages, de sorte
qu'au premier coup d'œil ou dirait que la tumeur fait
corps avec cette partie du thorax. Cependant, en
l'examinant de près, on voit qu'elle en est distincte
et qu'elle est située tout entière dans les parties molles. Comme des élancements s'y font sentir depuis
quelques jours, et que d'ailleurs la santé générale est
parfaite, on proposa l'opération, qui fut pratiquée le
22 février.

La tumeur adhère aux côtes et aux muscles intercostaux, sur lesquels on en laisse quelques par-
celles.

Le bras droit, qui était gonflé, se dégorge bientôt ;
le pouls reprend de la force ; l'appétit commence à se
faire sentir vers le 12 mars. — Le 15, on remarque
quelques duretés dans les lambeaux de la plaie qui
sont recollés par points et cicatrisés. La suppuration
continue à être abondante. Le 24, on aperçoit quelques végétations rougeâtres et molles, indolentes,
purement celluleuses, végétations qui s'affaissent
peu à peu et finissent par disparaître. Le malade

quitte l'hôpital le 25 avril, ne souffrant plus, et très-heureux d'être débarrassé de sa tumeur. »

Cette tumeur fut enlevée par Bougon comme cancer cerébriforme, mais ce diagnostic ne paraissait pas être exact à M. Velpeau, car il nous dit qu'après avoir décrit la tumeur, il ajouta ces mots : « Ne serait-ce pas un vaste abcès? »

Après avoir relu avec attention cette observation, je crois que si Bougon a eu devant lui, un abcès froid, le point de départ n'en était pas dans le sein, mais bien au niveau de côtes malades.

Ces sortes d'abcès venant des os et décrits par M. Robelin, comme abcès symptomatiques du sein, ne sont pas des abcès du sein, ce sont des abcès développés au-dessous de l'aponévrose du grand pectoral ; ils repoussent le sein au-devant d'eux, mais ils n'ont pas d'autres relations avec la région dont je dois étudier les tumeurs.

Ces abcès froids, causés par une carie des côtes, sont bien connus par les chirurgiens militaires ; ils peuvent débuter dans un point si rapproché du sein, qu'on pourrait, si on n'y faisait une certaine attention, admettre qu'ils s'y sont développés.

Dans la thèse de M. Robelin, on en trouvera une observation tirée de la clinique de M. le Dʳ Larrey ; la suivante m'a été communiquée par M. Longuet qui l'a recueillie dans le service de M. le professeur Gosselin.

Obs. — A. B..., 36 ans, tanneur, entre le 14 mai 1872, pour une grosseur qu'il porte au sein gauche.

Le malade s'aperçut de l'existence de la tuméfaction, il y a huit mois ; elle a commencé à 3 centimètres au-dessus du sein, elle adhérait aux tissus sous-jacents, si bien qu'il était impossible de la déplacer. Elle n'était pas douloureuse, ne gênait en rien les mouvements du bras, et ne s'accompagnait d'aucun phénomène réagissant sur l'état général.

Le jour de l'entrée du malade dans la salle, cette tumeur présente les caractères suivants :

Elle occupe la région mammaire gauche, le mamelon est au centre de façon à simuler la *mamelle d'une nourrice pendant l'allaitement*; le grand pectoral est légèrement soulevé, mais son bord inférieur ne fait pas saillie. Complétement indolente, molle, peu chaude à la main et très-fluctuante, etc.

M. Gosselin, dans la clinique qu'il fit sur ce malade, en se basant sur les commémoratifs, sur le développement de la tumeur, sur ses caractères, posa le diagnostic d'abcès froid de la région mammaire gauche ayant pour point de départ une altération osseuse des côtes.

Avant d'énoncer ce diagnostic, M. Gosselin avait discuté la possibilité d'un kyste séreux, d'une collection sanguine ou d'un kyste hydatique.

Il est nécessaire de bien connaître ces abcès symptomatiques d'une affection des côtes pour ne pas se laisser induire en erreur.

CHAPITRE V.

MAMMITE DES ADULTES.

Dans le chapitre intitulé *Indurations*, M. Velpeau a réuni dans une même description la mammite de la puberté avec une tuméfaction analogue survenant chez les adultes,

D'après les faits que j'ai réunis, je crois indispensable de séparer ces deux états pathologiques ; l'un survient sous l'influence d'un grand phénomène physiologique, l'autre sans qu'il soit possible d'admettre une semblable étiologie ; le premier a une terminaison variable mais que la thérapeutique ne modifie pas, le second, au contraire, peut être enrayé sous l'influence d'un traitement rationnel.

Je ne sais si je me suis abusé, mais il m'a semblé, en parcourant les observations, qu'il y avait là une maladie ayant quelque chose de spécial, que le médecin doit connaître pour ne pas se compromettre.

Avant d'essayer l'ébauche de la mammite des adultes, je crois indispensable de citer le fait suivant, car il donne une idée très-exacte de cet état pathologique. Je l'emprunte à la thèse de M. Robelin.

Obs. 1re.—M. X..., lieutenant dans un régiment d'Afrique, ressentit tout à coup, à la grande revue du 4 mai 1851, et pendant que son cheval était au grand trot, une douleur aiguë, pongitive, dans un point correspondant à la glande mammaire droite, et qui augmentait par les secousses de l'équitation : au retour, il s'empressa de s'offrir à la visite du chirurgien-major, qui constata de la douleur, de la rougeur et du gonflement dans le sein droit, et qui prescrivit des frictions mercurielles ; mais M. X... fut obligé de partir pour un camp, où il négligea souvent le traitement, malgré les douleurs qu'il ressentait, surtout aux manœuvres de cavalerie. Deux mois après, il entra à l'hôpital de Sidi-Bel-Abbès ; à son entrée, on lui fit 4 applications successives de 15 sangsues qui eurent pour résultat d'arrêter le développement incessant de la glande, qui sembla cependant durcir alors. Les douleurs cessèrent ; elles n'existaient réellement plus que dans les brusques secousses du cheval. On employa alors les frictions mercurielles sur la tumeur, puis le calomel, l'iodure de potassium à l'intérieur. Sur ces entrefaites, M. X... vint en congé en France et en profita pour parfaire sa guérison, dans le service de M. H. Larrey, où nous avons vu, sous l'influence des émollients d'abord et de la compression ensuite, sa mamelle droite reprendre son état normal. (10 octobre 1851.)

En résumé, voici un homme de 25 à 30 ans, pris, sans traumatisme évident, d'une douleur aiguë au sein droit, s'accompagnant de rougeur et de gonflement, indices manifestes d'accidents inflammatoires; il continue à monter à cheval, à suivre la vie des camps; cependant les accidents n'augmentent pas ; il ne peut commencer un traitement rationnel que deux mois après le début des accidents, il le cesse pour venir à Paris et tout se calme après une durée de plus de cinq mois.

Si je n'avais trouvé que cette observation, j'aurais certainement regardé comme une exception heureuse ces accidents aigus qui veulent bien attendre pendant plus de deux mois qu'on puisse leur opposer un traitement; mais j'ai rencontré dans mes recherches près de vingt observations analogues. Je crois donc pouvoir avancer que la mammite des adultes diffère de celle de la puberté, qu'il faut la connaître, car la chirurgie possède les moyens de la combattre.

Cette mammite survient surtout entre 20 et 30 ans, cependant elle peut se rencontrer dans un âge plus avancé.

Ainsi, 17 malades dont l'âge était indiqué, se divisent ainsi :

$$de\ 20\ à\ 30\ ans\quad 10$$
$$de\ 30\ à\ 40\quad —\quad 4$$
$$Au\text{-}dessus\ de\ 40\quad —\quad 3$$

La cause de la mammite est presque toujours spon-
tanee; dans presque toutes les observations, les malades ne pouvaient donner aucune explication sur
l'étiologie de leurs affections; dans trois cas, on avait
pu supposer, soit un coup, soit un frottement.

Les accidents généraux sont presque nuls, car je
n'ai trouvé signalée nulle part de la fièvre.

La douleur est le phénomène qui attire particulièrement l'attention des malades; elle est quelquefois
vive, spontanée. Dans le fait suivant rapporté par
Bryant, elle était exaspérée par la pression.

Obs. 2. — William M..., 49 ans, entre le 12 octobre 1865,
avec une tuméfaction chronique des deux seins, durant depuis quatre mois.

C'est un homme d'une bonne santé, ne pouvant indiquer
aucune cause à sa maladie.

Les deux glandes étaient très-grosses, *peu douloureuses spontanément*, mais le *toucher causait une vive douleur.*

Fomentations. Toniques. Guérison en un mois.

Dans l'observation suivante, les douleurs survenaient spontanément pendant la nuit.

Obs. 3. — Meyer, soldat au 18ᵉ léger, depuis trois ans et
demi, entre le 26 mars dans le service de M. H. Larrey. Trois
ans auparavant, sans cause connue, sans pression exercée
par la bretelle de son sac qui passait en dehors du sein, sa
mamelle droite subit d'abord un développement assez pro-
noncé. L'engorgement indolent, mobile, sans changement
de couleur à la peau, offrit à peine le volume d'une grosse
noix dans les quatre premiers mois. Peu à peu le développement s'accrut et amena l'état suivant : volume considérable
de la mamelle droite, offrant les dimensions du poing, sans
rougeur ni changement de couleur à la peau, parfaitement
mobile, exactement arrondie, avec une base large au toucher; vers la circonférence, sensation d'un tissu mou, du
tissu cellulo-graisseux; au centre, sensation de lobules fibreux

manifestement constitués par la glande elle-même, notablement hypertrophiée. Cet engorgement mammaire était quelquefois, pendant la nuit, le siége *de douleurs lancinantes peu intenses*. La pression de l'habit militaire, comme celle de tout autre vêtement un peu serré, causait une gêne très-notable. Jusqu'au 5 avril on employa les cataplasmes émollients sur la tumeur, unis à des frictions mercurielles. A partir de ce jour, on appliqua une compression méthodique exclusivement, et le malade pouvait, le 11 mai, reprendre son service, après disparition de toute gêne, dureté et douleur dans le sein droit. (Thèse de Robelin.)

Le gonflement que peut présenter le sein, arrive quelquefois à un volume assez considérable, puisque nous le trouvons comparé à un poing, à une demi-orange, à la mamelle d'une femme qui vient de sevrer. Le mamelon est quelquefois tendu et saillant.

J'ai trouvé indiqué, dans quelques observations, un écoulement blanchâtre par le mamelon qui doit être analogue à celui qu'on observe dans la mammite de la puberté.

La coloration de la peau est très-variable ; rouge, tendue, dans notre première observation, elle n'est ni rouge ni changée de couleur, dans la seconde. — En me basant sur le silence que garde la majorité des observations sur l'état de la peau, je serais assez disposé à croire qu'elle présente, comme chez ce dernier malade, peu de modifications.

Les ganglions axillaires peuvent être pris, comme le prouvent les deux faits suivants.

Obs. 4. — Georges W..., charpentier, 34 ans, entre le 19 janvier 1866 pour une induration chronique du sein gauche ; cet état durait depuis six semaines environ et sans qu'on pût l'attribuer à la moindre cause.

Au toucher, les glandes étaient épaisses et douloureuses. *Les ganglions axillaires étaient pris.* Fomentation. Toniques.

Le 23 mars. Guérison, la glande a repris son état naturel. (*Lancet*, 1868.)

Obs. 5. — Clairotte, soldat au 24e de ligne, journalier à la campagne, avant son entrée au service, entrait au Val-de-Grâce, salle 28, n° 12, le 31 janvier 1851. Depuis un an, la pression produite par la bretelle du sac militaire avait déterminé du gonflement et des douleurs dans le sein droit A l'examen, M. H. Larrey reconnut un engorgement qui se rapportait manifestement à un certain gonflement de la glande mammaire, non fluctuant, non circonscrit, assez douloureux à la pression, *avec une légère tuméfaction glanduleuse de l'aisselle*, sans aucune complication d'ailleurs. Clairotte était porteur en outre d'un phymosis congénital et d'une rétraction congénitale du testicule. Une saignée avait été pratiquée antérieurement ; deux ventouses scarifiées furent appliquées le premier jour ; les suivants, on fit des frictions mercurielles. Plus tard, on fit usage d'un emplâtre résolutif, et le malade s'en allait le 10 avril après résolution de l'engorgement et cessation des douleurs. (Thèse de Robelin.)

La durée de la mammite des adultes doit être longue, si on en juge par l'époque à laquelle les malades en faisaient remonter le début, lorsqu'ils sont venus demander des soins. — Voici quelques chiffres : six semaines, trois mois, six mois, un an, trois ans.

On peut donc admettre qu'abandonnée à elle-même, la mammite des adultes a une longue durée qui ne peut pas comme pour celle de la puberté, trouver une explication dans un état physiologique se prolongeant longtemps. — Mais lorsqu'on lui oppose un traitement rationnel, on peut l'enrayer dans sa marche, et même obtenir une guérison rapide. Ainsi dans huit observations où le résultat est indiqué, nous voyons que les malades sont restés en traitement en moyenne cinq semaines.

Comment se termine la mammite des adultes abandonnée à elle-même ?

Je crois qu'on peut admettre qu'il ne survient jamais de suppuration. Je sais bien qu'on pourra m'objecter que je n'ai pas assez de faits pour conclure aussi catégoriquement ; à cela répondrai, que je n'ai pas choisi mes observations, que j'ai pris toutes celles que j'ai trouvées et que c'est en les étudiant que je suis arrivé à cette conclusion. — Ainsi dans un cas observé par M. Bryant, le malade souffrait depuis quatre jours, lorsqu'il se frappa le sein avec son bâton d'allumeur de reverbères, la guérison s'obtint comme chez les autres sans suppuration.

Mais si la suppuration ne se produit pas, il peut subsister une hypertrophie de la glande, comme l'indique le fait suivant cité par M. Cruveilhier (*An. path.*, t. III, p. 55).

Obs. 6. — Conrad, 25 ans, cordonnier, entré dans mon service en octobre 1850, pour une variole, m'a présenté une mamelle droite qui avait le volume moyen de la glande mammaire d'une femme. C'est du tissu glanduleux, noueux, et nullement de la graisse. Cet homme disait que son sein n'avait commencé à se développer qu'à l'âge de 21 ans et qu'il a mis six mois à acquérir son développement actuel. Pendant tout ce temps, cet organe était tellement douloureux que le malade avait sollicité plusieurs fois l'extirpation. Aucun liquide ne suinte par le mamelon. Depuis cette époque il n'éprouve aucune douleur.

Etait-ce du véritable tissu glandulaire ? il est permis d'en douter, d'après ce que nous avons vu en parlant des gynécomastes ; mais le point le plus important sur lequel l'observation reste muette, c'est de savoir si les douleurs avaient disparu spontanément ou sous l'influence d'un traitement.

Quelle est la nature de la maladie ? Est-ce une « inflammation débutant d'emblée chroniquement, » comme le suppose M. Robelin ? Est-ce un processus pathologique propre au tissu mammaire ? Je ne chercherai pas à résoudre cette question, les matériaux me manquant absolument, j'y reviendrai cependant, un peu plus loin, en parlant des fibromes.

On pourrait confondre la mammite avec un abcès en voie de formation ; ainsi lorque M. X. (1re Obs.) s'est présenté au chirurgien avec un sein douloureux, rouge, tuméfié, il était très-rationnel d'admettre qu'il allait se former une collection purulente. — Mais je crois, d'après ce que nous avons vu sur la marche des abcès, que si le pus ne s'est pas formé au bout de huit à dix jours, on peut affirmer que l'on a affaire à la mammite des adultes.

Il est bien probable que la mammite a dû être prise pour un cancer ; aussi en étudiant cette maladie, chercherai-je à poser les points, qui peuvent servir à les distinguer, mais je crois déjà devoir citer l'observation suivante qui me parait pouvoir confirmer cette assertion.

Obs. 7. — X...., engagé volontaire, 22 ans, a reçu il y a plus d'un an un coup de bouton de fleuret un peu au-dessus du mamelon droit. La partie contuse devint le siége d'un engorgement douloureux, qui fut combattu sans avantage marqué par des applications réitérées de sangsues. On recourut alors aux pommades fondantes, aux vésicatoires, à l'emploi de la compression. Mais malgré ce traitement, ou plutôt sous

Horteloup.   4

son influence, le mamelon s'affecta légèrement, la glande mammaire s'indura, offrit de l'accroissement et comme une apparence bosselée ; des douleurs lancinantes se firent sentir et le malade ne pouvant plus supportèr le contact d'aucun vêtement dans la partie affectée se décida à entrer à l'hôpital, M. Sédillot diagnostiqua un squirrhe. Il enleva le sein le 5 septembre 1834.

La tumeur était formée par glande mammaire, convertie en un tissu blanchâtre, lardacé, couenneux, criant sous le scalpel et tellement dur qu'il ne pouvait être ni écrasé ni déchiré. — Guérison au bout de deux semaines. — *Presse med.*, 1837.

Le pronostic de la mammite est, comme on peut le voir, très-peu sérieux.

Un traitement rationnel active la guérison, mais surtout il paraît donner au malade la chance de se débarrasser complétement de toute tuméfaction persistante ; il est donc nécessaire de le connaître.

M. le baron H. Larrey a conseillé l'emploi des sangsues, les émollients et surtout la compression ; ce dernier moyen lui a donné surtout d'excellents résultats.

Les observations anglaises indiquent que l'on a principalement employé les fomentations ; ce traitement peu connu en France, se pratique de la manière suivante : on a deux morceaux de flanelle que le malade trempe dans de l'eau chaude et qu'il applique alternativement sur le sein.— La durée de ces fomentations est de 20 minutes, et on les fait renouveler trois à quatre fois par jour.

CHAPITRE VI.

TUMEURS GOMMEUSES

M. Lancereaux, en parlant des altérations syphilitiques des mamelles, dit que si elles ne sont pas rares, elles sont au moins fort peu connues. Se basant cependant sur ce qui se passe dans les [autres tissus, il admet deux formes de mastite, une diffuse ou mastite syphilitique, une seconde circonscrite, ou mastite gommeuse.

Comme exemple de la première, il cite une observation du Dr Ambrosoli, dans laquelle un forgeron, au déclin de la période secondaire, vit naître au niveau du mamelon, un gonflement qui arriva à former une tumeur de la grosseur d'un gros bouton.

Je n'ai rien trouvé de semblable dans les journaux que j'ai parcourus.

En 1855, M. Verneuil a présenté des tumeurs gommeuses recueillies sur un homme mort à l'Hôtel-Dieu. Une de ces gommes était située au sein; elle se trouvait soudée avec la peau qui commençait à se perforer; elle reposait sur le grand pectoral auquel elle adhérait à peine; elle avait 6 centimètres de diamètre sur 3 d'épaisseur. La communication de M. Verneuil avait surtout pour but d'attirer l'attention sur la structure de la tumeur gommeuse.

Je puis cependant citer une observation clinique de tumeur gommeuse du sein, prise il y a peu de jours dans le service de M. Lancereaux, qui a bien voulu me la communiquer.

Tumeur gommeuse du sein gauche ; autre tumeur gommeuse
située à la partie antérieure du thorax du côté droit; albuminurie chronique.

Obs. — Th., mécanicien, âgé de 47 ans, contracte en
1867 un chancre préputial, qui ne guérit qu'au bout de six
semaines ; à la suite survinrent des plaques muqueuses ; il
fut traité alors par des pilules. En novembre 1871, il entre
à l'hôpital Saint-Antoine, atteint de tous les symptômes ha-
bituels de l'albuminurie.

Dans le courant du mois de mars 1872, survient une tuméfaction lentement progressive du sein gauche qui donne
tout d'abord la sensation d'une sorte d'empâtement discoïde
de cet organe; peu à peu l'induration se circonscrit, s'isole,
de manière à former une tumeur arrondie : la peau, restée
normale, ne lui est pas adhérente. Peu à peu cette tumeur
fait saillie à la partie externe et supérieure du mamelon, et
finit par acquérir le volume d'une pomme d'api ; la peau se
modifie à son tour et prend une teinte violacée. Dans les
premiers jours d'avril, une tumeur semblable apparaît un
peu au-dessus du sein droit ; elle siége dans le tissu cellulaire
sous-cutané, acquiert bientôt le volume d'un marron. C'est
alors que l'on songe à la possibilité de tumeurs gommeuses,
et que l'iodure de potassium fut administré à la dose de
1 gr., puis de 1 gr. 50 centigr. A partir de ce moment,
la tumeur du sein droit, qui était un peu ramollie à son centre, se résorbe progressivement, l'autre tumeur diminue
également, mais dans une moindre proportion que la précédente.

Le 10 juin, ce malade dont l'état général s'est notablement amélioré, demande sa sortie. La tumeur du sein gauche
a entièrement disparu, et à sa place existe une dépression
qu'il est facile de sentir avec le doigt, et au pourtour de laquelle, on peut sentir les lobules de la glande mammaire.
La tumeur située au-devant du grand pectoral a aussi considérablement diminué de volume, et est réduite au volume
d'un haricot.

On voit par ce fait combien le diagnostic des tumeurs gommeuses peut être difficile, mais heureusement elles sont exceptionnelles, et lorsque le sein est pris, il est rare que l'on ne trouve pas d'autres manifestations syphilitiques qui vous mettent sur la voie.

M. le professseur Gubler m'a dit avoir observé un fait semblable dont la relation doit se trouver dans une clinique de M. Trousseau, mais il m'a été impossible de la retrouver.

De plus, d'après Sauvage, l'affection syphilitique des mamelles offrirait presque toujours une disposition symétrique ; le fait que je viens de citer confirmerait cette opinion.

CHAPITRE VII.

TUBERCULES.

Des dépôts tuberculeux peuvent-ils exister dans la mamelle de l'homme ? Question difficile à résoudre sans autopsie ; cependant, le fait suivant que je dois à l'extrême obligeance de mon savant collègue, M. Moutard-Martin, pourrait le faire supposer. Je le donne sans commentaires, sans aucune discussion, des recherches ultérieures pourrout seules lui donner sa vraie signification.

M. M..., âgé de 37 ans, est tuberculeux depuis au moins dix ou douze ans, et il a des cavernes dans le sommet du poumon gauche. Il n'y a pas de syphilis antérieure.

Au mois de novembre 1870, étant à Menton, il fut pris d'un engorgement du testicule droit qui, après avoir présenté des symptômes de grande acuité passa à l'état chronique, tout en empêchant le malade de rester debout, et provoquant de vives douleurs dans le ventre et à la région lombaire.

De retour à Paris au mois de juin 1871, je trouvai ce testicule droit de la grosseur d'un œuf de dinde, uniformément dur dans tous les points, sans bosselures, modérément douloureux à la pression. Le testicule gauche commençait également à prendre du volume et à devenir douloureux. Actuellement (juillet 1872) le testicule droit est diminué des deux tiers, le gauche a repris son volume normal. Il n'y a pas eu de ramollissement, pas d'abcès, et il n'existe pas de bosselures.

Au mois de décembre 1871. le malade se plaignait à moi de ressentir une douleur au moindre contact sur le sein gauche. Par l'examen direct je constatais une tumeur parfaitement circulaire de la largeur d'une pièce de cinq francs d'argent, aplatie, mais présentant cependant une épaisseur d'au moins 1 centimètre ; douloureuse au moindre toucher, il existe un peu de rougeur à la peau, le mamelon est comme implanté juste au centre de la tumeur. (Cataplasme en permanence pendant un mois.)

A la fin de janvier 1872, la douleur a disparu presque entièrement, mais la tumeur persiste à peu près avec son volume primitif. (Emplâtre de Vigo comme mercurio.)

Les applications d'emplâtre de Vigo furent continuées pendant trois mois. Diminution lente et progressive de la tumeur, dont il reste encore aujourd'hui quelques traces mais auxquelles le malade ne prête plus aucune attention.

CHAPITRE VIII.

KYSTES.

Les kystes du sein sont rares chez l'homme, mais cependant je crois que l'on peut en admettre plusieurs espèces : des kystes séreux, des kystes laiteux, kystes sébacés, kystes sanguins.

1° *Kystes séreux.* — M. Velpeau a rencontré trois cas de kystes séreux, mais il ne rapporte que l'observation d'un seul ; j'ai pu en trouver un bel exemple dans le *London medical Gazette*, 1839, qui est dû au Dr Arnott.

Le malade de M. Velpeau était âgé de 15 ans ; les deux autres étaient, l'un moins avancé, l'autre plus avancé en âge ; celui d'Arnott avait 54 ans ; les kystes séreux peuvent donc se présenter à tout âge. Voici ces deux observations :

Obs. 1re. — Paysan de 15 ans. Tumeur du volume d'une tête d'enfant, développée sans cause connue, sans douleur, sans inflammation préalable et ayant acquis les dimensions que je viens d'énoncer en moins d'une année.

Les parois minces, sans coloration normale, étaient sillonnées par quelques veines variqueuses.

De prime abord, la tumeur donnait l'aspect d'une mamelle ferme et rebondie, comme on l'observe chez une jeune fille de 15 à 20 ans.

La transparence y était aussi manifeste que dans une hydrocèle.

Une ponction permit d'en extraire 6 onces de sérosité légèrement citrine. Injection iodée.

Une seconde bosselure siégeait à la partie externe et supérieure de la tumeur primitive ; elle fut traitée de la même façon.

Les phénomènes se passèrent comme dans l'hydrocèle des bourses et le recollement des parois du kyste se trouva complet au bout de trois semaines. (Velpeau, p. 692).

Obs. 2. — Au mois d'août 1837, W.-T., âgé de 54 ans, fut admis avec un ulcère de la jambe et pendant que cet ulcère se fermait, il me demanda de regarder son sein *droit*, sur lequel il y avait immédiatement au-dessus du mamelon une tumeur d'un volume considérable, ferme à la base, élevant et distendant la peau, qui était amincie et d'une coloration bleuâtre, par suite du liquide qui se trouvait derrière.

La tumeur datait de huit mois ; je fis la ponction avec une lancette, et je fis couler 45 gr. de sérosité transparente.

Le jour suivant, le sein était douloureux, enflammé et un certain nombre de veines traversent les parties voisines.

J'incisai largement, afin de mettre à nu tout l'intérieur du kyste dont les parois épaissies par l'inflammation ne se rapprochaient pas. Au fond il y avait une excroissance longue et rouge qui au premier moment me donna une très-mauvaise opinion sur la nature de l'affection. L'incision saigna librement; des sangsues furent appliquées autour des parties enflammées. Grâce au traitement antiphlogistique, l'inflammation céda, la suppuration s'établit, et les parties se refermèrent sans laisser trace d'induration.

Les kystes séreux, d'après ces deux faits, peuvent donc acquérir un volume considérable ; leur marche est lente, sans douleur, et ne présente rien de particulier à noter.

La transparence, si facile à constater chez le malade de M. Velpeau n'était pas aussi nette chez celui d'Arnott, mais cependant la peau amincie présentait une coloration bleuâtre qui était due au liquide qui se trouvait renfermé dans la poche.

Comme M Velpeau le pense, il faut traiter ces kystes par la ponction et les injections iodées, et ne recourir qu'en cas d'insuccès à l'incision que pratiqua Arnott qui obtint la guérison du kyste par suppuration de la poche. Mais il est facile de voir que le traitement fut long et entravé pardes accidents assez sérieux.

2° *Kystes laiteux.* — « Il n'est pas, du reste, dit

M. Velpeau, jusqu'aux kystes laiteux qui ne puissent se montrer à la mamelle de l'homme, même dans la vieillesse ; en voici un exemple remarquable : »

Obs. 3. — Homme de peine, sein gauche ; volume du poing ; aspect d'une mamelle de femme ; entré à l'hôpital pour une plaie de tête et une fracture de côtes. Ponction, incision, injections iodées. Liquide caséeux , blanchâtre , inodore , éléments microscopiques du lait. Complication, infection putride, etc.

Un homme âgé de 75 ans, bien constitué et d'une bonne santé habituelle, entre à l'hôpital le 14 avril 1855, pour une fracture de côte et une petite plaie au sourcil, suite de chute.

Le 16. On découvre par hasard que le sein gauche a l'aspect d'une mamelle de femme. Il est gros comme les deux poings, souple, avec la consistance d'un sein ordinaire ; lorsqu'on le presse d'avant en arrière, on éprouve la sensation que donnerait une vessie pleine de liquide ; la tumeur n'est pas douloureuse ; la peau n'offre aucune coloration anormale.

Le malade dit qu'il est dans cet état depuis neuf ans, et qu'il n'a jamais souffert de son sein.

18. On plonge un trocart explorateur dans la tumeur.

Rien ne sort de la canule. Agrandissant alors l'ouverture avec le bistouri, on donne issue à deux verres d'un liquide épais, blanchâtre, caséeux, inodore, ayant les caractères physiques, chimiques et microscopiques du lait.

L'examen en ayant été fait à l'hôpital et à la Faculté par les hommes les plus compétents, il n'est resté de doute sur la nature de ce liquide dans l'esprit de personne.

Des accidents étant survenus du côté de la poitrine, de la tête, de l'abdomen, et même vers les bourses, l'homme est mort le 13 mai.

L'autopsie a montré que le foyer, unique d'ailleurs et à parois souples, était indépendant de toute lésion matérielle éloignée, et qu'il avait son siége dans la mamelle même, entre les lobules glanduleux étalés.

Chez ce malade, s'il n'avait pas été possible de diagnostiquer à quel liquide on pouvait avoir affaire, M. Velpeau avait senti de la fluctuation, et il savait qu'il allait donner issue à une collection liquide.

Dans le fait suivant publié dans le *Journal des Conn. méd. ch.*, 1837, et que l'on peut, je crois, rapprocher du précédent, ce fut pendant l'opération qu'un coup de bistouri donné dans la poche, fit reconnaître la nature de la maladie.

Obs. 4. — Au n° 36 de la salle Sainte-Marthe, est couché un homme de 29 ans, cultivateur, de constitution moyenne. Né de parents vigoureux et jouissant encore aujourd'hui de la meilleure santé, il est arrivé jusqu'à sa vingt-septième année sans indisposition notable, sauf une légère affection traumatique de l'œil gauche, qui n'a aucun rapport avec la maladie qui va nous occuper. Il a fait le service militaire; mais il n'y a éprouvé aucune fatigue, n'y a reçu aucune violence.

Dans sa vingt-septième année, sans cause connue, sans douleur préalable, une tumeur de la grosseur du pouce, arrondie, est apparue mobile sous la peau, parfaitement indolente. Pendant dix-huit mois elle est restée stationnaire, mais arrivée à ce terme, elle a grossi rapidement et en moins de six mois est arrivée à son volume actuel d'une pomme de reinette. Mais alors encore, et jusqu'au moment de l'opération, elle n'a causé au malade qu'un peu de gêne à cause de son poids, et ne s'est jamais montrée plus sensible au toucher et aux chocs extérieurs que les autres points de l'économie.

Ce n'est que dans les derniers mois que le malade s'est sérieusement inquiété. Cependant, il n'a fait aucun remède chez lui.

A son entrée à l'Hôtel-Dieu, son sein malade était pendant comme celui d'une femme, point distendu, de la même couleur que les téguments circonvoisins. Il était difficile de déterminer de quelle nature était la tumeur. Rien dans les antécédents du malade ni dans ceux de sa famille, ne dénotait un squirrhe ou un cancer. Pas de souvenir de coup antécédent, pas un seul élancement, santé jusqu'à ce jour peut-être plus florissante que sa constitution ne pouvait le faire supposer. L'indication, quoi qu'il en fût, paraissait être de l'enlever. Le 14 avril, après avoir fait une incision verticale, M. Roux procédait à la dissection de la tumeur lorsque, la pointe du scalpel ayant pénétré, il en sortit un flot de liquide. Les parois du kyste étaient déjà fort épaisses. Peut-être étaient-elles partagées en deux parties par une cloison, car le premier liquide qui sortit était transparent, tirant un peu sur le *gris et visqueux* , tandis que celui qui vint ensuite *était blanchâtre*. Une seule incision verticale avait suffi. On réunit la plaie par première intention, et depuis elle a très-bien marché.

3° KYSTES SANGUINS. — Le fait suivant, que je dois à l'obligeance de mon collègue et ami M. Théophile Anger, est un beau spécimen de ces kystes :

Obs. 5. — Kyste sanguin du sein. Extirpation. Guérison.

Boutigny, 42 ans, se présente à Bicêtre au mois de mai 1862, pour une tumeur au sein gauche, dont il s'était aperçu, pour la première fois, il y a dix-huit mois. — La tumeur présente le volume d'une grosse orange ; la peau intacte, distendue, présente une *teinte bleuâtre;* fluctuation manifeste, indolence complète, mobilité de la tumeur sous la peau et sous le grand pectoral.

Pas de ganglion axillaire engorgé.

M. Broca porte le diagnostic de kyste sanguin.

Une ponction faite avec le trocart explorateur permet de constater la présence de deux autres petites tumeurs kystiques.

M. Broca conseille l'extirpation, que le malade accepte.

La plaie se cicatrise régulièrement et la guérison est encore complète en 1872.

La tumeur enlevée était constituée par une grande poche membraneuse remplie de sérosité sanguinolente et tenant en suspension des grains riziformes, grains détachés d'une sorte de champignon implanté sur une partie de la paroi et ayant l'aspect d'un chou-fleur. — Les deux autres petits kystes, gros comme une noisette, contiennent de la sérosité sanguinolente, mais ils sont presque complétement remplis par des végétations blanches analogues aux précédentes. Ces grains riziformes étaient constitués par des amas de cellules épithéliales pavimenteuses, remplies de granulations graisseuses qui leur donnaient leur aspect blanc.

Ce kyste ne diffère en aucune façon des kystes proligères que l'on trouve chez la femme : même marche lente, même absence de signes particuliers. Et enfin même bénignité que les tumeurs analogues trouvées chez la femme (Follin).

Je ferai remarquer que la teinte bleuâtre qui avait fait porter le diagnostic de kyste sanguin n'a pas une valeur certaine, puisque nous l'avons vu indiquer dans le fait d'Arnott où le liquide était transparent.

4° KYSTES SÉBACÉS. — Dans l'article insignifiant que Billroth et Pitha ont consacré aux tumeurs du sein chez l'homme, ils disent avoir rencontré un athérome, mais ils ne donnent aucun renseignement ; j'ai trouvé, dans les *Annales* et *Bulletins* de la Société de médecine de Gand, une observation du professeur Burgræve, portant le titre de kyste mammaire chez l'homme ayant nécessité l'extirpation du sein (1857).

D'après les détails donnés sur la poche, sur l'aspect

et surtout sur l'odeur du contenu, je crois qu'on est en droit de le considérer comme un kyste sébacé, en voie de suppuration.

Obs. 6. — Le nommé Jean Van Akeleyne, âgé de 61 ans, natif de Boom, batelier de profession, d'un tempérament nervoso-sanguin, ne présentant aucun signe cachectique particulier, mais un tremblement nerveux, suite d'excès dans les boissons alcooliques, est entré à l'hôpital civil, le 13 décembre 1855, portant une tumeur au sein gauche. Cette tumeur, du volume d'un double poing d'adulte, ressemble, quant à la forme, au sein d'une femme qui allaite ; elle est plus ou moins molle, bien circonscrite, arrondie, sans bosselures, mobile, ne présentant aucune adhérence avec la peau, mais adhérente par sa base, légèrement douloureuse à la pression ; pour le reste, parfaitement indolente quand on n'y touche pas.

Quand on la comprime entre les doigts, on sent une fausse fluctuation, comme quelque chose de cotonneux ; la peau qui recouvre la tumeur, par suite du frottement, présente une rougeur érysipélateuse ; les ganglions de l'aisselle ne sont pas engorgés.

Interrogé sur la manière dont cette tumeur s'est développée, voici les renseignements que le malade a fournis :

Etant au service en 1812, il reçut un coup de pied de cheval sur l'endroit où plus tard la tumeur s'est développée ; il en résulta une forte ecchymose, qui disparut insensiblement, en laissant néanmoins un noyau dur, de la grosseur d'une noisette ; ce noyau était indolent et ne devenait le siége de douleur que lorsqu'il heurtait contre un corps dur. Le tout resta dans cet état jusqu'il y a six semaines, époque à laquelle le malade fit une chute dans un bateau et donna avec la tumeur contre une ancre. De ce moment, le sein devint rouge, chaud, douloureux, grandit considérablement, et acquit en quinze jours le volume qu'il présentait lors de l'entrée du malade à l'hôpital ; bientôt tous ces symptômes se dissipèrent, excepté le volume. Cette tumeur gênait beaucoup par son volume ; le patient, exposé à tout instant à la heurter contre un corps dur et à la comprimer en tirant aux bateaux, voulut en être débarrassé.

Le 15 décembre, on procéda à l'extirpation : à cet effet, on fit deux incisions semi-lunaires concentriques de manière à faire une perte de substance à la peau de deux travers de doigt ; le lambeau supérieur fut disséqué et toute la tumeur énucléée ; après avoir fait les ligatures nécessaires, on procéda à la réunion immédiate de la plaie par plusieurs points de suture, et on appliqua un pansement méthodique.

La tumeur était un véritable kyste à parois lisses, mais très-épaisses, renfermant une quantité de *matière caséeuse, concrète, excessivement fétide, blanche, équivalant à un demi-litre.*

Morgagni, tome VIII, lettre 50, après avoir parlé des femmes dont les mamelles furent trouvées entièrement osseuses, ajoute : « Les mamelles des hommes forment aussi quelquefois des tumeurs aussi bien que celles des femmes. Quant à moi, j'ai vu une fois cette maladie à son commencement sur un orfèvre et j'ai pu l'observer une seconde fois complétement ; en voici la relation. »

Par la description que Morgagni en donne, je crois que son malade était aussi atteint d'un kyste sébacé ayant suppuré ; le seul signe qui puisse peut-être manquer, c'est l'odeur. Voici du reste cette relation qui est très-intéressante :

« Une espèce de petite glande avait commencé à s'élever à la partie supérieure de la mamelle droite sur un homme savant et noble, lorsqu'il accomplissait sa trente-unième année. Cette glande, ayant grossi insensiblement, forma dans l'espace d'environ un an, une tumeur de la grosseur du poing, très-dure, mais sans aucuns indices particuliers qui annonçassent qu'elle était de mauvaise nature. La tumeur s'ouvrit spontanément quatorze mois après qu'elle eut commencé et elle ne présenta dans l'intérieur de son écorce, formée par les téguments et par des fibres charnues, qu'une matière qui ressemblait à *de la chaux dure* dans certains endroits et plus molle dans d'autres. Je vis alors moi-même et je touchai cette matière en dedans de la tumeur ouverte. Pendant qu'on enlevait peu à peu la matière de dessus la tumeur, voilà qu'une fièvre se déclare et qu'une *nouvelle matière* de la *même nature* se joint effectivement à celle qui restait. Cependant après cela, le malade ennuyé de cette temporisation, se confia à un chirurgien intrépide qui, d'après sa volonté absolue, lui excisa complétement la tumeur et qui ayant conduit sans difficulté la plaie à la cicatrisation, le guérit de telle sorte qu'il ne fut attaqué ensuite d'aucune maladie que je sache ; tant l'audace irrationnelle est quelquefois heureuse en mé-decine. » (Trad. Desormeaux.)

Si le professeur Burgræve ne s'était pas décidé à faire l'ablation du kyste, il est probable que l'ouverture spontanée aurait eu lieu, comme chez le malade de Morgagni ; et, malgré l'opinion de l'illustre médecin de Padoue, je crois que si la conduite du chirurgien intrépide peut être considérée comme audacieuse, elle n'était pas irrationnelle.

5° Tumeur kystique. — Sous ce titre, j'ai trouvé dans le *Schmidt*, 1855, le fait suivant qui est extrait d'une thèse soutenue à Giessen.

Obs. 7. — Homme de 55 ans, atteint d'un zona lombaire avec violente névralgie du plexus lombaire. Après une première guérison, il eut une récidive. Au bout de quatre mois, la douleur rayonnait jusqu'à l'épaule et la glande mammaire du côté gauche. La peau, recouvrant le grand pectoral, était tuméfiée, chaude, rouge ; l'aréole du mamelon pigmentée de noir était augmentée de volume. Sur le mamelon il y avait une tumeur ovale, grosse comme un œuf de pigeon, mobile, bosselée. Les glandes axillaires étaient normales. Le zona et la névralgie disparurent, mais la tumeur du sein était toujours douloureuse, peu dure. Sur la demande du malade, on lui en fit l'extirpation. La tumeur est plate, ovale, et double du mamelon.

Son tissu était uniformément solide, jaunâtre ; sur les bords périphériques d'une section de la glande, on trouvait au milieu d'une couche fibreuse, des vésicules nombreuses, réunies les unes contre les autres, sans communication entre elles, grosses comme une tête d'épingle. Les vésicules étaient transparentes, pleines d'une liqueur claire comme de l'eau et aussi de petits amas de matière grasse. Le contenu des kystes était formé par de la liqueur aqueuse et par de petits grains. Les kystes avaient un épithélium, mais ne possédaient aucune membrane propre visible. La paroi des kystes était formée de couches concentriques se confondant avec le stroma. Au-dessous du mamelon les vésicules kystiques manquaient tout à fait, les conduits lactifères apparaissaient sous forme de fils jaunes, blanchâtres, à divisions dichotomiques qui avaient une paroi avec un épithélium, mais ces conduits ne communiquaient en aucune façon avec les vésicules. On ne trouvait nulle part une terminaison nette. (Hoffmann.)

J'ai cité cette observation dans ce paragraphe à cause du titre sous lequel je l'ai trouvé indiquée, mais je crois que sa structure doit la faire ranger dans une toute autre classe, dont je parlerai plus loin.

CHAPITRE IX.

TUMEURS ADÉNOÏDES. — FIBROMES.

1° *Adénoïdes*. — Je n'ai trouvé que trois indications de tumeurs adénoïdes chez l'homme ; l'une appartient à Parona et a été publiée dans un journal italien que je n'ai malheureusement pas pu me procurer.

Dans la *Lancette anglaise*, 1868, M. Bryant publia le fait suivant :

Samuel C..., 45 ans, entre le 1er décembre 1862 pour une tumeur du sein gauche qu'il avait découverte par hasard quelques semaines auparavant et qui avait alors le volume d'une noix.

La tumeur était résistante, lobulée, nettement réunie par un pédicule au côté interne du sein gauche. Le sein ressemblait à celui d'une femme. La tumeur avait tous les caractères cliniques de l'adénome si commun chez les femmes.

Mais le malade se refusa à l'opération et on ne put vérifier le diagnostic anatomique.

Enfin M. Velpeau a publié l'observation suivante sous le titre d'adénoïde en chou-fleur, mais il n'y eut pas d'examen microscopique, aussi peut-on élever quelques doutes.

Obs. 8. — Adénoïde en forme de chou-fleur chez un homme âgé de 85 ans. — Destruction de la tumeur par la ligature. — Guérison.

M. D..., officier de santé, ancien chirurgien des armées, me pria de lui donner des soins pour une maladie du sein qui le tourmentait depuis longtemps. Je fus d'abord frappé de l'odeur et de l'aspect de son mal. C'était au sein gauche ; il y avait là une masse large de 15 centimètres environ, lobulée ou granulée à la façon du chou-fleur, d'un gris sale et légèrement rougeâtre, et de laquelle exsudait une matière ichoreuse semi-purulente. Des anfractuosités divisaient profondément cette tumeur presque jusqu'à ses adhérences au thorax, de telle sorte qu'elle paraissait formée de plusieurs végétations collées l'une contre l'autre. Toutes ses parties cependant étaient confondues en une seule racine d'environ 4 centimètres d'épaisseur, et qui occupait la région mammaire. On retrouvait dans cette masse l'élasticité, la densité des tumeurs adénoïdes, et non pas la mollesse, la consistance fongueuse ou médullaire des tumeurs encéphaloïdes. Le malade qui la portait depuis quinze ans, chez lequel elle s'était ulcérée depuis trois ans, s'en inquiétait beaucoup moins d'ailleurs, par suite des douleurs assez légères qu'elle occasionnait, qu'à cause du suintement dont elle était le siége, et de l'odeur désagréable qu'elle répandait. A son âge, il était peu désireux de se soumettre à l'action des instruments tranchants ; j'insistai peu moi-même sur l'emploi de cette ressource, et nous convînmes qu'une ligature jetée sur la racine de la tumeur serait serrée de plus en plus chaque jour au moyen du serre-nœud de Dessault. La chute du champignon s'effectua ainsi sans accident dans l'espace de quinze jours, et la plaie mit ensuite trois semaines à se cicatriser. M. D... a encore vécu quatre ans sans qu'il lui soit rien revenu au sein ; il est mort d'une maladie tout à fait étrangère à sa tumeur mammaire.

Fibromes. — Je n'ai pas trouvé d'observation portant le titre de fibromes, cependant il est certain que le fibrome doit exister chez l'homme, je dirai même que cette altération devrait être assez fréquente chez l'homme.

Virchow est disposé à regarder comme fibromes, ce que j'ai décrit sous le nom de mammite des adultes, mais il y a certainement confusion. La mammite peut laisser des indurations, comme dans le fait de M. Cruveilhier, mais est-on en droit de les considérer comme des fibromes? D'un autre côté, les phénomènes dont j'ai parlé à l'article mammite peuvent compliquer différentes tumeurs du sein et particulièrement les fibromes.

Grâce à l'extrême obligeance de M. le prof. Azam

de Bordeaux, j'ai pu examiner un malade qui paraît entièrement confirmer cette opinion.

Il s'agit d'un homme, âgé de 69 ans, grand, fort, ne paraissant pas son âge et n'ayant jamais eu de syphilis : par le plus grand des hasards, il s'aperçut, il y a trois ans, en portant la main à son sein, qu'il y avait une petite tumeur ; il n'en avait jamais souffert, la pression ne développait aucune douleur ; cependant par prudence, il vit M. Azam, qui, tout en le rassurant, lui conseilla quelques moyens thérapeutiques.

Revenu à Paris, au mois de juillet 1871, il cessa tout traitement régulier, d'autant plus que sa tumeur n'avait subi aucune modification. Au mois d'avril 1872 sans qu'il lui fût possible de les rapporter à la moindre cause, de vives douleurs survinrent dans le sein, qui prit un accroissement considérable avec tuméfaction.

M. le prof. Verneuil, dont je tiens ces détails, vit alors ce malade ; il ne voulut pas porter de diagnostic définitif et il conseilla des emplâtres de ciguë et de l'iodure de potassium à l'intérieur, sans grand espoir. Sous l'influence de ce traitement, la tuméfaction douloureuse disparut, mais la tumeur, reconnue par M. X, trois ans auparavant, existe toujours avec son volume primitif. Elle est ronde, grosse comme une amande, mobile sous la peau et sur le grand pectoral; la peau est intacte sans la moindre ride, et le mamelon n'est pas rétracté.

Quelle est la nature des tumeurs que portent ces malades? sont-ce des fibromes, des adénomes? question difficile à résoudre sans examen microscopique.

Dans un cas observé par M. J. Lefort, la tumeur disparut sous l'influence du traitement; il s'agissait d'un homme de 35 à 38 ans, qui vit survenir, en 1870, une tumeur siégeant dans la mamelle gauche, un peu en dehors du mamelon, au niveau duquel elle touchait par son bord interne. La tumeur était d'une dureté modérée, la peau glissait à sa surface mais elle faisait corps avec la glande. Peu ou pas de douleurs, sauf à la pression exercée sans ménagement, surtout si on s'exerçait en saisissant la tumeur sur deux points opposés de sa circonférence. M. Lefort, qui vit le malade en mai 1870, lui ordonna des badigeonnages iodés et de la compression pratiquée avec un corset garni de tampons ouatés. Pendant une absence de M. Lefort (siége de Paris) il fit, d'après le conseil d'un de nos collègues des hôpitaux, des frictions avec une pommade à l'iodure de potassium, mais il survint *des douleurs assez vives*, qui engagèrent le malade, à revenir à l'usage de l'iode et de son corset. Au mois de juillet 1871, la tumeur avait manifestement diminué ; aujourd'hui juillet 1872, elle a complétement disparu, et rien ne rappelle son existence.

Les douleurs que nous avons vu exister dans les mammites des adultes, présentent quelquefois une grande intensité lorsque la mammite vient compliquer ces tumeurs.

M. Nélaton a parlé, dans ses cliniques, d'un malade atteint de tumeur fibreuse ou adénoïde, chez lequel survint une tuméfaction accompagnée de telles douleurs qu'il fut obligé de lui enlever les deux seins à quelques années de distance. Chez ce malade, tout avait été essayé pour faire disparaître ces intolérables douleurs, même la section sous cutanée des filets nerveux, comme M. Rufz l'avait proposé pour guérir la névralgie du sein chez la femme, et lorsque M. Nélaton lui fit l'ablation des seins, il avait porté le diagnostic de tumeurs bénignes irritables; mais en revanche n'y a-t-il pas eu aussi de nombreuses erreurs, et n'a-t-on pas souvent enlevé, comme cancer, des tumeurs bénignes existant depuis longtemps, autour desquelles le développement d'une mammite avait été considéré comme un travail de dégénérescence cancéreuse.

Si nous pouvons soutenir, contrairement à l'avis de Virchow, que la mammite n'est pas toujours un fibrome en voie de développement, il est rationnel cependant d'admettre que le sein de l'homme peut être, comme celui de la femme, le siége du processus pathologique, décrit par cet anatomiste pour expliquer la production des fibromes du sein (p. 327), et dans ce cas, je crois que l'on pourrait rapporter à cette classe de tumeurs celle que j'ai rapportée à la fin du chapitre des kystes.

CHAPITRE X

ENCHONDROMES.

Rares chez la femme, les enchondromes le sont encore bien plus chez l'homme, car il n'en existe pas d'observation.

Cependant j'ai trouvé, dans un journal allemand, indiquée comme enchondromes du sein chez l'homme, une observation empruntée à un travail du regrettable Foucher.

Je crois nécessaire de la reproduire pour montrer
que le point de départ de cet enchondrome n'était
pas dans le sein, mais bien dans le périoste de la
côte.

Enchondrôme de la région mammaire chez l'homme; difficultés
de diagnostic; ablation de la tumeur; pleurésie purulente
mort, par Foucher.

Obs. — Le 10 novembre 1858 est entré à l'hôpital
Saint-Louis, salle Saint-Augustin, le nommé Boyer, âgé de
35 ans. Cet homme a une constitution vigoureuse et n'a jamais été malade; son père et sa mère ont également une
santé excellente. Il y a cinq ans environ, Boyer s'aperçut
qu'il lui était survenu, sans cause appréciable, dans la région
du sein droit, une tumeur qui avait le volume d'une noisette,
était indolente et semblait fuir sous le doigt qui la pressait.
Cette tumeur resta stationnaire pendant plus de quatre années; mais depuis environ six mois, elle prend un accroissement assez rapide et est devenue le siége de douleurs lancinantes. C'est ce qui décide le malade à entrer à l'hôpital, où
l'on constate l'état suivant :

La tumeur a le volume d'un gros œuf de poule et occupe
la partie supérieure et interne de la région mammaire droite,
en dedans du mamelon, qui correspond cependant à sa partie externe et n'est pas rétracté. La peau qui la recouvre n'a
pas changé de couleur, elle est complétement normale, ne
lui adhère en aucun point, et il est extrèmement facile d'en
saisir un pli. La tumeur est indolente à la pression, mais
elle est parfois le siége de douleurs lancinantes; elle est extrèmement dure, inégale, bosselée à sa surface, et représente
dans son ensemble un ovoïde aplati. Elle glisse sur les parties profondes, dans sa partie externe, mais paraît solidement
fixée dans sa portion interne; elle devient même tout à fait
immobile dans toute son étendue, lorsque le grand pectoral
se contracte énergiquement. C'est en recherchant la mobilité
sur les parties profondes que l'on éprouve la sensation d'un

frottement rugueux de deux corps durs. Les ganglions axillaires ne sont pas tuméfiés. Le malade est venu à l'hôpital pour se faire débarrasser de cette tumeur, et comme nous pensons avoir affaire à un enchondrôme ou à un squirrhe, nous décidons que l'opération sera faite, malgré que, dans notre opinion, la *tumeur adhère à l'une des côtes.*

L'opération fut pratiquée le 13 novembre. Deux incisions courbes circonscrivèrent une ellipse de la peau, et permirent d'avancer sous le grand pectoral, sous lequel s'enfonçait la tumeur. En suivant la périphérie de la tumeur par la dissection, on pénétra sur le cartilage de la cinquième côte auquel elle était solidement fixée, ainsi qu'à l'aponévrose des muscles intercostaux ; la dissection devint très-délicate dans ce point, et l'on dut, en grattant avec le bistouri, enlever une portion du périchondre, qui seul servait de base à la tumeur, car le cartilage lui-même était intact. La tumeur semblait se continuer en dehors avec les fibres du grand pectoral, au milieu desquelles dut porter la section. Après avoir appliqué quelques ligatures, nous fûmes contraints de placer quelques boulettes de charpie dans l'angle externe, pour réprimer l'écoulement de sang en nappe que fournissaient les vaisseaux du tissu musculaire divisé. Le lendemain de l'opération, le malade fut pris d'un frisson violent, le pouls devint fréquent, la plaie avait un aspect blafard ; l'examen de la poitrine nous fit reconnaître l'existence d'une pleurésie à laquelle le malade succomba deux jours plus tard.

A l'autopsie l'on trouva un épanchement purulent remplissant toute la plèvre droite ; la paroi thoracique ne présentait rien de particulier au niveau de la plaie extérieure.

La tumeur enlevée nous a offert les caractères suivants : la peau, sous forme de bandelette elliptique, comprend le mamelon et est doublée d'un tissu cellulo-adipeux, au milieu duquel on trouve la mamelle qui glisse sur la tumeur au moyen d'un tissu celluleux lâche ; la tumeur n'a donc aucune connexion avec la mamelle proprement dite. Elle offre à sa face superficielle trois ou quatre bosselures très-dures : sa face profonde, plus lisse, est recouverte par quelques fibres du grand pectoral. On remarque en dedans, au-dessus de la

surface de |section de l'adhérence à la côte, un petit noyau
ostéo-calcaire. La coupe est d'un blanc rosé assez uniforme,
offrant cependant quelques points rougeâtres. L'extrémité
externe de la tumeur se continue sans ligne de démarcation
avec les fibres du grand pectoral. On exprime par le râclage
de la surface de la coupe, un suc laiteux, miscible à l'eau et
analogue au suc cancéreux.

.D'un autre côté, M. Broca ayant examiné cette tumeur au
microscope, y a rencontré d'abord des cellules mal caractéri-
sées ; mais un examen plus minutieux et plus prolongé lui a
fait penser que la tumeur était plutôt formée de tissu cartila-
gineux ayant subi quelques altérations, et que l'on ne trouvait pas de cellules évidemment cancéreuses.

« On voit du reste, que l'examen microscopique, qui
fournit ordinairement des données si précises, surtout quand il s'agit de tumeurs cartilagineuses, n'a
fourni ici que des probabilités. »

CHAPITRE XI.

DES CANCERS.

En intitulant ce chapitre *des cancers*, je me sers
d'une expression qui, tous les jours, perd de sa valeur
dans le langage scientifique, et je me serais beaucoup
plus conformé aux opinions actuelles si j'avais étudié
séparément chaque espèce de tumeurs malignes,
mais cette étude est impossible pour le sujet que j'ai
à traiter. La cause réside dans le peu de connais-
sances histologiques que nous possédons sur les tumeurs pouvant se développer dans le sein de l'homme ; sauf quatre observations publiées par MM. Le-

bert, Robin, Cornil, Malassez, les autres faits sont muets comme détails anatomiques ; j'ai donc été obligé d'accepter le diagnostic clinique porté par les auteurs ; cependant, j'ai éliminé quelques observations, dont la lecture m'avait laissé certains doutes.

Le cancer du sein chez l'homme est une maladie rare ; cependant il n'était plus mis en doute depuis longtemps, car nous trouvons dans Ledran (*Mémoire sur le cancer*, p. 112) : « On voit peu d'hommes avoir des cancers à la mamelle, mais on voit beaucoup de femmes attaquées de cette maladie. »

Depuis Ledran, presque tous les. chirurgiens ont vu quelques cas de cancer du sein chez l'homme, maisils n'en ont tiré que peu de conclusions. M. Velpeau avait cru à une certaine époque pouvoir admettre que cette affection avait moins de tendance à se disséminer, à gagner au large ou à se répéter dans les viscères, mais d'autres faits vinrent plus tard lui faire modifier cette opinion (p. 696).

M. Paget expliquait le cancer comme tenant à un affaiblissement de la nutrition, et M. Milton se demandait si le sein de l'homme n'était pas sujet, comme certains tissus, cheveux, dents, à une décroissance ou stérilité prématurée.

Cet auteur, dans un travail publié dans les Transactions médico-chirurgicales, était disposé à admettre que le cancer du sein était plus fréquent chez les Français que chez les Anglais ; mais il me semble que cette comparaison est presque impossible à faire. Tanchon, dans une statistique établie à Paris, vers 1840, n'avait trouvé que cinq cancers du sein chez l'homme sur 9,118 cancéreux morts.

Dans un relevé de l'hôpital du Cancer publié en 1869 (The Lancet), on trouve que sur 18 hommes cancéreux il y en avait deux avec des cancers du sein.

Tous ces renseignements sont bien vagues et il serait difficile d'en tirer une histoire du cancer du sein chez l'homme ; j'ai pu recueillir, je ne dirai pas soixante-neuf observations, le mot serait trop ambitieux pour la plus grande partie, mais assez d'observations pour éclairer quelques points intéressants.

Il serait certainement avantageux de comparer le cancer de l'homme et celui de la femme, mais il aurait fallu pouvoir faire de nouvelles recherches anatomiques et de nouveaux examens microscopiques, deux conditions que le temps et la rareté des pièces pathologiques m'ont mis dans l'impossibilité de réaliser.

§ 1er *Quel est le sein le plus souvent atteint?*

Trente observations dans lesquelles le sein est indiqué, se divisent ainsi :

17 fois le sein gauche,
13 fois le sein droit.

Cette statistique donne un résultat presque analogue à celui que M. Velpeau avait trouvé pour le cancer chez la femme ; sur 676 cancers, 348 à gauche, 263 à droite.

Dans l'observation 4, on pourrait croire que les deux seins furent pris, mais il y a trop peu de renseignements pour l'affirmer.

L'âge des sujets n'a pas été signalé par tous les auteurs ; il ne se trouve que dans 52 observations qui donnent les résultats suivants :

de 20 à 30 ans 2
30   40   6
40   50   16
50   60   13
60   70   12
Au-dessus de 70   3
———
52

Le plus jeune des malades avait 25 ans ; les trois dont l'âge dépassait 70 ans, avaient l'un 71, le second 73 et le troisième 84 ans.

Ici encore la période du cancer chez l'homme se prolonge plus loin que chez la femme ; car, si nous prenons les statistiques de M. Velpeau, nous voyons que c'est de 40 à 50 et de 50 à 60 ans que le sein des femmes est le plus exposé aux cancers.

Le volume que peut acquérir le cancer chez l'homme est très-variable ; ainsi nous le trouvons comparé depuis le volume d'une châtaigne jusqu'à celui d'une tête de fœtus ; mais les comparaisons que l'on trouve le plus souvent employées sont celles d'une noix, d'un œuf de poule, d'une pomme, du poing.

Dans la majorité des cas, la sensation que ces tumeurs faisaient éprouver est désignée comme dure, irrégulière, bosselée ; quelquefois il y avait de l'empâtement, mais on ne trouve dans aucune des observations qu'il y ait eu sentiment de fausse fluctuation, phênomène que l'on rencontre souvent dans les cancers du sein chez la femme.

La mobilité de la tumeur sous la peau est un symptôme rare ; car nous ne la trouvons signalée que dans un ou deux cas, tandis que dans vingt-un faits on indique bien nettement que la peau faisait corps avec la tumeur.

L'état de la peau est presque toujours passé sous silence ; cependant, dans une observation de Waren, que je citerai plus loin, il est dit que la peau environnant la tumeur était ridée. On peut facilement expliquer cette lacune par l'époque éloignée à laquelle les malades, ainsi que nous le verrons, viennent réclamer des soins.

Quant à la mobilité sur les parties profondes, elle ne doit pas disparaître vite, car je n'ai trouvé que huit observations où l'on eût indiqué des adhérences plus ou moins fortes existant avec les parties sous-jacentes. Ce signe est important à signaler, car il sera utile pour le diagnostic du siége de la lésion.

Si je m'en rapporte à mes observations, le phénomène *douleur* n'est pas constant, car je ne l'ai trouvé indiqué que quatorze fois ; de plus, cette douleur ne survient pas avec l'apparition de la tumeur ; je la trouve survenant six mois, un an, quatre ans après le début, et enfin, dans un cas publié en 1862 par M. le professeur Richet, elle ne survint que dix ans après. On retrouve ici ce que M. Velpeau disait pour le cancer chez la femme : « Soutenir que le cancer n'est jamais douloureux n'est point dans ma pensée ; appuyé sur un grand nombre d'observations, j'affirme seulement qu'il ne l'est pas toujours, que la plupart des cancers ne le sont qu'à une période assez avancée et que dès lors la douleur ne peut pas servir à distinguer le cancer des tumeurs bénignes.» (p. 490).

Quelquefois la douleur n'est survenue que lorsqu'il s'était produit des ulcérations.

Ce phénomène est assez variable dans son appari
tion et dans son intensité ; spontanée chez la plupart
des malades, la douleur ne survient chez d'autres
que lorsqu'on les touche ; chez le malade de M. Lannelongue, les douleurs n'apparaissent que dans le
décubitus dorsal ; assis ou debout elles cessent.

La douleur est sourde ; lancinante, dans quelques
cas elle peut présenter une intensité considérable; les
malades la comparent à des piqûres, des morsures et
elles peuvent devenir intolérables comme dans le fait
suivant que je dois à l'obligeance de M. le Dʳ Tillaux.

Obs. 1. — En 1869, entrait à l'hôpital Saint-Antoine, un
homme de 63 ans, pour une tumeur du sein.

Cette tumeur était dure, bosselée, du volume d'un œuf de
poule ; elle présentait, en un mot, tous les caractères physiques du squirrhe. Il y avait des ganglions dans l'aisselle, ce
qui engagea à ne pas opérer.

Le symptôme prédominant est la *douleur* ressentie dans
tout le côté gauche du thorax ; c'est même le *seul phénomène* qui ait décidé le malade à entrer à l'hôpital.

M. le Dʳ Tillaux lui fit une première injection contenant
environ quinze gouttes de suc gastrique, puis une seconde,
une troisième et une quatrième, à doses de plus en plus élevées, à huit ou dix jours d'intervalle.

La tumeur ne diminua pas, mais toute espèce de douleur
disparut et le malade se hâta de sortir pour reprendre son
travail.

Le cancer du sein se complique fréquemment d'a-
dénite axillaire ; je l'ai trouvée signalée 21 fois, et
dans un cas, il y avait aussi adénite cervicale, mais
il est impossible de pouvoir se rendre compte à quelle
époque survient cette complication. L'évolution des

ganglions se fait sourdement comme nous le voyons chez la femme.

L'adénite axillaire ne semble pas correspondre forcément avec les périodes d'ulcération dont nous parlerons un peu plus loin ; car sur les 21 malades chez lesquels on a noté l'engorgement des ganglions, il y en a 11 dont la tumeur n'etait pas arrivée à la période d'ulcération. De même, sur 28 ulcères cancéreux, il y en a 9 qui ne s'accompagnaient pas d'adénite axillaire.

Le volume que peuvent acquérir les ganglions est excessivement variable, mais il ne m'a pas paru être en rapport avec la durée de la tumeur du sein ; quelquefois cet accroissement peut devenir assez considérable pour troubler les mouvements du bras. Dans un fait que je citerai plus loin et que j'ai pu observer aujourd'hui, 4 juillet 1872, dans le service de mon collègue et ami M. le Dr Lannelongue, le bras est soulevé à angle droit par une masse globuleuse dans laquelle il est impossible de distinguer les ganglions les uns des autres. Dans l'observation qui suit et qui a un grand intérêt à beaucoup de points de vue, le malade ne pouvait plus écarter le bras.

Obs. 2. — M..., ouvrier manœuvre, 58 ans, avait aperçu une petite saillie du volume d'une bille de marbre dans le sein gauche, trois ans avant qu'il entrât à l'hôpital Saint-Thomas.

A cette époque, la tumeur avait le volume d'un œuf de poule, dure, irrégulière, très-peu mobile et très-douloureuse après le palper. On constata un chapelet de ganglions hypertrophiés et très-durs existant dans l'aisselle et au-dessus de la clavicule.

Cet homme était très-émacié, et avait l'aspect d'un cada-

vre. Une toux suspecte avec dyspnée et crachats muco-puru-
lents.

Peu de temps après son entrée, la tumeur devint adhérente à la peau dans tout le pourtour du mamelon, elle devint
livide, et était sillonnée à sa surface par de grosses veines variqueuses. Les douleurs consistaient en élancements. *Le bras
ne pouvait plus être écarté dn tronc par suite du développement
des ganglions axillaircs.*

Toute la surface du sein était noire et couverte de taches
livides ; cependant à cette période la tumeur augmenta et de
petits noyaux isolés se formèrent dans le voisinage. Les
symptômes hectiques augmentèrent et le malade mourut
quatre mois après son admission.

L'autopsie démontra dans les poumons la présence de tubercules plus ou moins gros, variant depuis un petit pois
jusqu'à celui d'une grosse fève. (Travers, *Med. ch. Trans.*,
1832.)

On remarquera que dans la description du malade
il est indiqué que la peau livide était sillonnée à sa
surface *par de grosses veines variqueuses*; cet aspect
doit être très-rare, car je ne crois l'avoir trouvé que
dans deux observations, l'une prise à l'hôpital du
Cancer et publiée en 1857 dans « The Lancet » et que
je cite quelques lignes plus loin au sujet de l'ulcération du cancer, l'autre que m'a communiquée
M. S. Duplay.

La rétraction du mamelon qui donne un cachet si
caractéristique à certaines formes de cancer chez la
femme, s'est rencontrée dans trois cas, mais d'une manière toute secondaire ; ainsi, dans l'une, il est dit :
« la base du mamelon paraît rétractee, » dans une
autre, de Paget, où la description n'est pas très-claire,
« la peau du mamelon, dit-on, était ulcérée, le bout
du sein étant lui-même rétracté. » Cette disposition

est beaucoup mieux marquée dans une belle observation que M. le Dr Ollier, chirurgien de l'Hôtel-Dieu de Lyon, a bien voulu m'envoyer, avec une complaisance dont je ne saurais trop vivement le remercier.

Sur une pièce du Musée de University College, décrite par Milton, le mamelon avait subi une autre modification. « La masse squirrheuse paraissait avoir absorbé toute la glande mammaire et le *mamelon s'était étendu en surface.* »

M. Velpeau, en parlant des *suintements* pouvant se produire par le mamelon de la femme, a montré que, contrairement à l'opinion soutenue par A. Richard, on les rencontrait dans les cancers. Il en est de même chez l'homme, mais l'apparition de ce phénomène doit être tres-rare, puisque je n'ai trouvé que dans une seule observation (Lancet, 1826), la mention « de léger écoulement séreux par le bout du sein ; » dans deux autres, il y eut des hémorrhagies par le mamelon.

Dans l'une des deux, publiée par MM. Mercier et Stanski, le malade, « se promenant par un temps chaud, remarqua un peu de sang après ses doigts ; ayant recherché d'où ce sang provenait, il en vit aussi à sa chemise et il reconnut que ce sang suintait de son mamelon droit. A un an d'intervalle, par une température élevée, une nouvelle hémorrhagie eut lieu par le même mamelon, à la suite de laquelle persista une douleur peu vive. »

Dans le fait suivant, publié par Roux, le malade fut sujet à des épistaxis fréquentes qui, un mois après, cessèrent pour faire place, sans cause apparente, à des suintements de sang par le sein. Ces

suintements, qui durèrent près de deux ans, fournissaient une cinquantaine de gouttes de sang par jour.

Obs. 3. — Dans le service de M. Roux était, il y a deux
mois, un homme extrèmement fort et vigoureux, venu pour
se faire opérer d'une tumeur volumineuse qu'il porte au sein
gauche. Depuis quatre ans il a toujours joui, jusqu'à cette
époque, de la santé la plus robuste ; il y a six ans, il fut pris
d'épistaxis fréquentes qui, un mois après, cessèrent pour faire
place, sans cause apparente, à des suintements de sang, par le
sein actuellement malade. Ces suintements fournissaient environ
une cinquantaine de gouttes de sang par jour. Il n'a jamais eu
d'hémorrhoïdes, et on n'a point cherché à en établir chez
ui. Au bout de deux ans de durée, ces suintements furent
suivis de l'apparition d'une tumeur indolente d'un volume
médiocre qu'on cherche à combattre par des topiques tels
que les emplâtres de Vigo cum Mercurio, ceux de ciguë et
et par un vésicatoire au bras correspondant. Elle est restée
stationnaire trois ans et demi ; mais depuis quatre ou cinq
mois elle a fait de rapides progrès qui ont déterminé le malade à entrer à l'hôpital. Voici les caractères qu'elle offrait à
l'entrée du malade. Elle avait à peu près le volume d'une tête
de fœtus. On y observait deux parties distinctes : une base
étendue transversalement à peu près, suivant la direction des
côtes, et sur la partie la plus interne de cette base une autre
portion arrondie, bosselée, brunâtre, et dont la peau commençait à s'amincir. Des douleurs lancinantes, mais rares et
légères, s'y sont fait sentir dans ces derniers temps.

Il n'y avait point de doute à former sur la nature carcino-
mateuse de la tumeur ; mais la lésion était bien purement locale, point d'engorgement des ganglions axillaires ; point
d'affection analogue chez aucun des membres de sa famille.
Le malade jouit encore d'un embonpoint marqué, bien qu'il
dise qu'il a un peu maigri, et qu'on sente, en effet, que la

Horteloup.   6

peau n'est pas parfaitement remplie par le tissu cellulaire sous-cutané.

Désirant réunir par première intention, quoique obligé de sacrifier les téguments de la partie la plus saillante de la tumeur, M. Roux fit deux incisions elliptiques, dans lesquelles il comprit toute la partie interne, et conserva la peau de la partie externe. Le malade perdit peu de sang. On put effectuer la réunion immédiate, et maintenant il est en voie de guérison sans avoir éprouvé le moindre accident.

Le tissu de la tumeur était encéphaloïde, non ramolli, criblé de sang à sa partie interne, mais non à l'état d'épanchement.

La plaie, quoique réunie par première intention, a été fort longtemps à se cicatriser. Ce n'est pas la première fois, dit à ce sujet M. Roux, qu'il a vu des plaies réunies immédiatement être aussi longtemps à guérir que des plaies qu'on a fait suppurer.

Le cancer du sein chez l'homme arrive souvent à la période d'*ulcérations*, je l'ai trouvée indiquée avec détails dans vingt observations, mais il est évident que ce chiffre n'indique pas le nombre exact de cancers ulcérés. Il aurait été bien important de savoir quel était le cancer ayant le plus de tendance à s'ulcérer; mais ici encore cette disposition est impossible, les détails anatomiques manquent, j'ai donc été obligé de prendre en bloc.

Dans l'observation de Roux, que je viens de citer, on voit qu'après quatre ans la peau commençait à s'amincir. Dans celle que M. Cruveilhier a publiée (*Atlas d'anatomie pathologique*), il est dit que l'ulcération ne survint que longtemps après le début; mais il existe des faits dans lesquels la destruction de la peau est apparue après six mois, cinq mois et même quatre mois. Si on réunit toutes les époques indiquées, on trouve que la période ulcérative arrive en moyenne près d'un an après le début.

La forme et l'aspect de l'ulcération sont très-variables ; l'observation dont j'ai déjà eu l'occasion de citer quelques passages en donne une bonne description.

Obs. 4. — Homme de 58 ans, bien portant, alcoolique, père de neuf enfants dont huit vivent encore. Pas d'antécédents cancéreux. Il attribuait sa maladie à la pression qu'il supporte toujours dans son métier sur le mamelon gauche, il est *brass-finisher*. La maladie a commencé il y a deux ans, par un petit noyau dur, au-dessus du téton gauche. Quelques temps après, elle augmenta et il alla trouver une rebouteuse qui lui donna un traitement externe et interne.

La grosseur augmenta lentement jusqu'au volume d'une châtaigne, et au dix-septième mois, elle s'ulcéra. Quand nous vîmes le malade, il y a trois mois, il y avait *une cavité creusée en forme de coupe dont la surface était recouverte d'une sécretion épaisse, grisâtre et teintée de noir. Les bords étaient épais et livides, mais non renversés.* La peau et le tissu cellulaire environnant étaient épaissis, avec de fortes veines sous-cutanées. Au-dessous de la perte de substance, il y avait une petite ulcération avec une peau criblée de petits tubercules. L'ulcère n'était pas douloureux et il y avait un écoulement modéré. La surface était calleuse. Un ganglion axillaire était augmenté. La glande mammaire du côté droit était indurée. Les ganglions du cou étaient indurés des deux côtés.

Le malade s'etait affaibli dans les derniers temps. Il respirait difficilement. Le côté gauche était mat à la percussion. On ne voulut pas opérer.

La dyspnée augmenta rapidement, la mastication devint douloureuse. Le bras gauche enfla.

Le malade mourut le 3 mars 1856, cinq semaines après notre visite (Lancet, 1857).

Dans une observation publiée par Fergusson (Lancet, 1861), la peau s'ulcéra et il se produisit *une excroissance fongueuse grosse comme une châtaigne.*

M. Thaon en décrivant la plaie de son malade, (voir à l'anat. pathologique) dit que la peau est rouge, adhérente partout, très-amincie vers l'aréole, et le *mamelon est perdu au milieu de végétations papillaires.*

L'atlas de M. Cruveilhier donne un beau spécimen de l'aspect fongueux que peut présenter le cancer ulcéré.

Comme on a pu le lire, obs. IV, l'élément douleureux ne complique pas trop souvent la période ulcérative, le malade de M. Lannelongue me disait qu'il n'avait aucune souffrance spontanée, mais que le simple frôlement de sa chemise sur la peau déterminait une très-vive douleur.

L'ulcération doit, comme dans les autres régions, s'accompager d'un *écoulement* sanieux purulent, mais il n'est probablement pas très-considérable. Dans l'observation IV, malgré un vaste ulcère, on a noté, un écoulement modéré; Lawrence, *Méd. ch. trans.* t. VIII, a fait indiquer écoulement *peu abondant* et *assez irritant* ; le Dr South, (*Lancet,* 1850) un écoulement *fétide, mais peu abondant.* Le Dr Arnott (*Lancet,* 1842), après avoir décrit la forme de l'ulcère, ajoute *écoulement abondant* et *irritant.* Mais il est certain que cette grande abondance doit être l'exception.

Dans le fait suivant observé par le service de M. le Dr Marc Sée, à Bicêtre, le mamelon fut entraîné par la suppuration.

Obs. 5. — Tumeur ulcérée au niveau du mamelon gauche

qui, il y a cinq ans, avait le volume d'une bille. Il y a trois ans, le bout du mamelon a été emporté par la suppuration.

Au centre de l'aréole, il y a une ulcération de 3 ou 4 millimètres de profondeur.

On trouve tout au haut de l'aisselle gauche, un seul ganglion du volume d'un pois.

Opération. Cicatisation au bout d'un mois.

Des *hémorrhagies* surviennent quelquefois en très-grande abondance ; dans le fait rapporté par M. Cruveilhier, « le fongus était le siége d'hémorrhagies continuelles qu'arrêtait difficilement la compression et qui épuisait le malade. » Elles peuvent survenir en assez grand nombre pour forcer à intervenir comme le prouve l'observation suivante.

Obs. 6. — Homme de 41 ans, malade depuis huit ans. Les altérations sont surtout visibles au mamelon, quoique la peau et le tissu sous-cutané soient envahis par le carcinome.

Hémorrhagies fréquentes qui décidèrent à pratiquer l'opération. Adénite axillaire. Cicatrisation. rapide (Brandy Cooper.)

L'aspect cachectique, jaune-paille, doit être bien exceptionnel, car on ne le trouve indiqué que dans un fait : Travers (obs. 4) dit bien que son malade « était très-émacié et avait l'aspect d'un cadavre. » Mais ce n'est pas là une description de la cachexie cancéreuse. L'observation dans laquelle on la voit spécialement indiquée a été publiée dans la Lancette anglaise; malheureusement, le numéro et la date n'ont pas été pris, et je n'ai pu la rechercher au dernier moment. Elle porte dans le tableau le n° 16. C'était une récidive, et on lit que « la cachexie cancéreuse était manifeste et ne permettait pas de songer à une nouvelle opération.

nier moment. Elle porte dans le tableau le n° 16. C'était une récidive et on lit que «la cachexie cancéreuse était manifeste et ne permettait pas de songer à une nonvelle opération. »

§ 2. *Durée.* — Il est difficile de résoudre avec quelque certitude cette question, car les matériaux sont en trop petite quantité ; sur les 70 indications que j'ai pu recueillir, je n'ai trouvé que 10 malades qui aient été suivis jusqu'à leurs morts et encore, pour celui de M. Cruveilhier, l'observation dit-elle seulement que le mal existait depuis longtemps, lorsque le malade vint à Paris pour se faire soigner.

En relevant les 9 autres observations, voici les chiffres indiqués :

MM. Travers	3 ans 1[2
Lawrence	15 mois
Stanly	13 ans
Paget	5 ans 1[2
Mercier	11 ans
Hôp. du Cancer	2 ans 1[2
Sacaza	3 ans 4 mois
Velpeau	1 an

Si on cherche à tirer une moyenne de ces chiffres, on trouve que le cancer du sein chez l'homme mettrait à peu près *trois ans et demi* pour arriver à son terme fatal ; ce chiffre, que me donne ce petit tableau, est à peu près le même que celui que j'ai trouvé indiquer dans un journal anglais.

Cependant lorsqu'on fait le relevé de l'époque à laquelle les malades vinrent réclamer les secours de la chirurgie, on serait porté à admettre que la durée du cancer doit être plus longue.

Ainsi on voit que

7	malades sont venus avant		1 an
9	— vinrent au bout de		1 —
5	—	—	2 —
5	—	—	3 —
6	—	—	4 —
2	—	—	5 —
1	—	—	6 —
3	—	—	8 —
1	—	—	10 —
1	—	—	15 —

Ce qui donne, comme moyenne, une espace de 3 ans depuis l'époque de l'apparition du mal jusqu'au moment où on a pu l'examiner.

Variétés cliniques. — La forme sous laquelle se présente le plus fréquemment le cancer du sein est le *squirrhe globuleux*; je ne crois pas nécessaire d'en citer de nouveaux exemples, on en a déjà lu des descriptions dans les observations précédentes.

Le squirrhe en masse est plus rare, cependant la description d'une pièce du musée de l'hôpital Saint-Barthélemy paraît se rapporter à cette variété. « Le tissu est dur, gris-pâle avec des traînées fibreuses, le mamelon, au centre de cette masse, est déprimé, et, ajoute l'observateur, M. Paget pense que le début a été le centre de la glande mammaire, d'où il s'est étendu uniformement » (cité par Milton).

L'observation suivante, dont j'ai déjà extrait beaucoup de renseignements, a été prise dans le service de M. le D\u02b3 Lannelongue, et elle me paraît devoir être rangée dans la squirrhe *disséminé ou pustuleux.*

Obs. 7. — Hôpital de la Pitié, service de M. Lannelongue,
suppléant de M. Labbé.

X..., âgé de 36 ans, employé, entre le 4 juillet 1872 daus
la salle Saint-Gabriel. — Cet homme, d'une constitution très-
forte, d'un tempérament sanguin assez marqué, a toujours
joui de la santé la plus parfaite. Au point de vue héréditaire,
sa mère, âgée de 74 ans, est d'une brillante santé ; son père,
mort à 64 ans, portait une ulcération dans l'aisselle qui con-
tribua, dit-il, à amener sa mort.

Il y a dix-huit mois, il s'est aperçu que tout autour du
mamelon gauche la peau était indurée ; le mamelon lui-même
était un peu tuméfié et rouge, il était entouré d'une plaque
dure, adhérente à la peau, mobile sur les parties profondes,
d'une épaisseur assez considérable, d'une étendue comparable
à celle d'une pièce de cinq francs ; elle n'était le siége ni de
douleurs spontanées, ni de douleurs provoquées. A cette
époque, il n'y avait aucun engorgement ganglionnaire. Vers
la fin de mars 1871, l'ulcération a commencé ; elle a débuté
par le sommet du mamelon lui-même ; au bout de quelques
semaines, le mamelon était complétemens ulcéré, et trois à
quatre mois après, l'ulcération avait l'étendue d'une pièce de
cinq francs : elle avait les bords réguliers, taillés à pic, sup-
purait assez abondamment. Aussitôt que le mamelon fut
ulcéré, les douleurs commencèrent; spontanées, très-vives,
rémittentes, elles étaient comparables tantôt à une brûlure,
à une piqûre, tantôt à une morsure. A cette époque, l'état
général était assez bon ; bon appétit, pas d'amaigrissement.

Au mois de juin 1871, le malade remarqua autour de l'ulcération *l'existence de petites tumeurs, grosses comme des len-
tilles, dures, peu saillantes. adhérentes à la peau et mobiles sur les
parties profondes.* Parmi ces tumeurs, les unes se trouvaient
dans les environs de l'ulcération, les autres, au nombre de
deux, en avant du sternum.

La plaie fut cautérisée successivement avec le nitrate d'argent, le sulfate de cuivre, l'acide chromique.

A partir de juin 1871, la plaie devint irrégulière ; elle augmenta d'étendue de deux manières : 1° par l'ulcération des tumeurs qui l'avoisinaient ; 2° par l'ulcération des bords eux-mêmes. Aussi eut-elle dès ce moment des bords réguliers en certains points, irréguliers en d'autres. A mesure qu'elle s'étendait en surface, la plaie augmentait aussi en profondeur ; en son milieu, elle atteignait presque les côtes que l'on sentait sous le doigt.

En janvier 1872, les douleurs sont devenues très-intenses ; en mars, des cautérisations répétées ne font qu'accroître l'étendue de l'ulcération.

Le 4 juillet, le malade entre à l'hôpital ; l'état général est excellent, il n'y a aucune trace de cachexie ; le teint est rouge ; il n'y a pas d'amaigrissement ; les forces sont conservées. L'appétit est bon, les digestions faciles.

L'ulcération a acquis les dimensions suivantes : elle a la forme d'un ovale à grand diamètre transversal ; le grand diamètre a 16 centim. environ, le petit, 10 à 11 cent. La profondeur varie suivant les différents points ; au centre, elle atteint presque les parties osseuses ; elle est d'ailleurs irrégulière, inégale et anfractueuse. Elle présente sur toute sa surface des bourgeons plus ou moins volumineux et d'aspect variable ; la suppuration est abondante. Les bords sont taillés à pic et bordés d'un liséré rouge.

Dans le voisinage de l'ulcération, à peu de distance des bords, *on rencontre de petites tumeurs de la grosseur d'un petit pois ; elles sont adhérentes à la peau qui tantôt a conservé la coloration normale*, tantôt est un peu violacée et commence à s'ulcérer : ces petites tumeurs sont mobiles sur les parties profondes et complétement indolentes.

D'autres tumeurs sont encore plus avancées dans leur évolution ; elles sont au nombre de 3 et siégent, l'une vers l'aisselle, au niveau du bord inférieur du grand pectoral ; les deux autres, *vers le bord supérieur de l'ulcération, avec laquelle elles tendent à se confondre ; ces tumeurs sont ulcérées, elles sont parfaitement arrondies et d'une étendue comparable à celle d'une pièce de un franc, elles ont une base indurée,* s'étendant assez profondément ; l'ulcération est profonde, en godet ; le fond est rempli d'une sanie purulente, assez épaisse ; le reste de la surface est rosé et laisse suinter un liquide clair et limpide, les bords sont un peu relevés, parfaitement réguliers, indurés et d'une teinte rosée.

Dans l'aisselle, on ne sent pas les ganglions, mais il y a un empâtement considérable, uniforme. Les mouvements du membre supérieur gauche sont difficiles ; il y a un peu d'engourdissement, mais pas d'œdème.

La peau, sous le bord inférieur de l'ulcération, ne présente aucune tumeur, elle est seulement tuméfiée à une assez grande distance de la plaie et d'une teinte un peu violacée, *mais elle n'est nullement indurée. Cet état de mollesse normale existe très-nettement entre l'ulcération et les tubercules signalés à la circonférence.*

Parmi les observations que M. Ollier a bien voulu me communiquer, se trouve la suivante, qni rentre dans la variété de *cancer en cuirasse*, forme que je n'ai trouvée signalée dans aucune autre observation.

Obs. 8. — Cancer en cuirasse non ulcéré. Masses ganglionnaires dans l'aisselle.

Malade couché au n° 2 de la salle Saint-Sacerdos, service de M. le Dr Ollier.

Le malade, âgé de 48 ans, a été amputé autrefois de la cuisse, à la Charité, par Velpeau, pour une arthrite du genou. Il est entré à l'Hôtel-Dieu en juillet 1874, pour un cancer du sein qui a débuté il y a deux ans. A cette époque, le malade avait commencé à éprouver des douleurs profondes dans le côté gauche, autour de la région mammaire. Il s'aperçut seulement un an après d'une petite tumeur siégeant dans le même point ; elle augmenta progressivement, mais sans altérer la santé générale. Le malade est gros et frais, et travaille encore à la campagne, autant que lui permet la perte de son membre.

Au moment de son entrée on constate une tuméfaction avec induration de la mamelle, dont le mamelon rétracté occupe le point central. La peau est adhérente, violacée à ce niveau. Mais, indépendamment de cette masse principale, sur un rayon de 10 à 12 centimètres, on voit la peau recouverte de *petits tubercules indurés, quelques-uns déprimés au centre, d'autres ressemblant à des papules rosées et mal délimitées. Entre ces papules, la peau est déjà sclérotisée, indurée et sans souplesse. En dehors, elle formait une plaque dure, s'étendant jusque dans l'aisselle.* En aucun point, la peau n'est ulcérée; au niveau du mamelon seulement il existe une exulcération superficielle. Dans l'aisselle, on sent une masse dure qui se prolonge sous le grand pectoral.

Le malade n'éprouvait que des douleurs insignifiantes, la nutrition n'était pas altérée. Comme il n'y avait pas d'intervention possible, il quitta l'Hôtel-Dieu au bout de huit ours.

Le fait suivant, publié par le Dr Cooke, paraît pouvoir se ranger dans la classe du *squirrhe atrophique* ; l'âge du malade est encore une probabilité, en faveur de cette opinion.

Obs. 9. — Homme de 67 ans.

Squirrhe du sein droit depuis quelques années. Augmentation de la glande, *puis ensuite atrophie.* La plus grande partie de la glande est résorbée, mais il reste une petite masse perçue au-dessous du mamelon.

§ 5. *Anatomie pathologique.*—La forme sous laquelle se présente le cancer est principalement la forme dure ; vingt-cinq observations portent nettement la désignation du squirrhe, quatre seulement celle d'encéphaloïde. M. Bernadet, en présentant sa pièce, disait qu'elle paraissait, du moins en apparence, se composer de tissu encéphaloïde ; l'examen de M. Cornil la fit reconnaître comme un épithéliome ; lorsque M. Deguise fit passer sous les yeux des membres de la Société de Chirurgie, 12 décembre 1850, la pieu qu'il venait d'enlever, MM. Chassaignac et Denonvilliers émirent des doutes sur la nature encéphaloïde.

Il est donc nécessaire de recourir au microscope pour connaître les différents espèces des tumeurs malignes pouvant se développer dans le sein de l'homme.

La science ne possède encore que très peu d'examens détaillés sur ce sujet, et quelques-uns ne peuvent même pas servir pour l'élucider. Ainsi, dans une observation publiée par M. le Dr Clintock dans le Dubling quaterly journal, 1865, t. 39, p. 468, voici quels sont les termes employés par le Dr Baiker, chargé d'étudier la tumeur: « Elle contenait une quantité considérable de matière germinale active et des traînées (bands) possédant un haut degré de réfracfraction) » il est impossible de pouvoiraffirmer avec précision la variété exacte de cette pièce.

Dans un autre fait (Th. Lancet 1864), on dit : « L'examen au microscope, montra une gangue fibro-celluleuse avec des cellules granuleuses, nuclées, irrégulières et considérées ordinairement comme pathognomoniques du cancer; » là encore il est impossible de se prononcer.

Heureusement qu'en France nous trouvons quelques détails un peu plus circonstanciés qui nous permettent de dire que la glande mammaire chez l'homme peut présenter les variétés suivantes de tumeurs:

1° *Epithéliome lobulé* – M. Bernadet mit sous les

yeux de la Société une tumeur cancéreuse, constituée au moins en apparence de tissu encéphaloïde.

Obs. 10 . — Le sujet était un homme de 63 ans. Début de la maladie, il y a un an. Ulcération depuis six mois.

Pendant les deux derniers mois, elle est devenue le siége d'une hémorrhagie abondante.

Voici les renseignements histologiques que M. Cornil a bien voulu me transmettre, avec une obligeance dont je suis heureux de pouvoir le remercier.

La tumeur était petite, globuleuse, du volume d'une noix.

Sa consistance est friable et sur une section, on voyait à l'œil nu de petites cavités aréolaires, qui pouvaient la faire prendre pour un cancer colloïde au premier abord.

Au microscope elle présente tous les caractères d'un éphithéliome pavimenteux lobulé.

Dans toute l'étendue de la préparation, existent des lobules arrondis, ovoïdes ou présentant des prolongements aborescents et séparés, les uns des autres par du tissu conjonctif parcouru lui-même par des vaisseaux.

Ces lobules, variables comme diamètre, sont gros, visibles à l'œil nu, et mesurent $0^{mm},35$ à $0^{mm},45$ en moyenne. Leur limite est formée par le tissu conjonctif sur lequel s'implantent directement des cellules pavimenteuses, soudées et disposées en couches épaisses, celles-ci remplissent complétement la cavité de la plupart des lobules. Elles sont de volume uniforme; cependant quelques unes d'entre elles, surtout au centre des lobules, sont vésiculaires et distendues. Aussi, au centre de certains lobules, trouve-t-on une partie claire, contenant quelques cellules rondes et libres, et limitées par des couches de cellules épithéliales pavimenteuses qui remplissent le reste du lobule. Il n'y a pas de globes épidermiques, et dans ce cas les cellules les plus vieilles contenues dans le centre des ilôts subissent la dégénérescence colloïde.

A la partie profonde de cette tumeur les lobules épithéliaux sont disséminés au milieu de tissu cellulo-adipeux conservé.

A sa partie superficielle la peau a été détruite, et il ne reste rien qui représente le corps papillaire. La tumeur était en effet ulcérée depuis six mois. Il n'y a pas non plus dans cette partie de la tumeur d'éléments qui représentent les glandes acineuses de la mamelle, et il est probable que la tumeur s'est développée dans le derme comme un cancroïde né profondément aux dépens des glandes de la peau qui recouvre la région mammaire.

En résumé, il s'agit d'un épithéliome lobulé de la région mammaire, mais il n'est pas probable que la glande aît participé à sa formation.

2° *Epithéliome Cylindrique a tubes allongés.* — Le fait suivant publié, par M. Marcowitz ; Soc. anat. 1860, semble rentrer dans cette variété.

Obs. 11. —La tumeur est située sur le grand pectoral, mobile sur son aponévrose, adhérente à la peau dans toute son étendue ; elle est oblongue et mesure dans son grand axe 12 centimètres, dans son petit 7 centimètres et demi. Elle est bosselée, tant sur sa face cutanée que sur sa face profonde ; ces bosselures sont au nombre de dix à douze, mais ne sont pas franchement limitées entre elles comme les adénoïdes.

A la coupe, elle crie sous le scalpel comme un tissu fibreux ; la surface à la coupe est d'un gris rosé et huileux ; des traînées rouges indiquent la présence des vaisseaux. Vers son centre, on remarque trois points, dont un plus considérable, d'une couleur jaunâtre, ressemblant à du pus concret ou à de la matière tuberculeuse en voie de ramollissement. Cette matière s'énuclée avec facilité et n'a aucune espèce d'adhérence celluleuse ou cellulo-vasculaire, ce qui indique que les parties qui la constituent ne vivent plus de la vie com-

mune de la tumeur. Par le râclâge, on obtient un suc lac-
tescent très-abondant.

M. Robin, qui a fait l'examen de la tumeur, a trouvé
qu'elle était formée par une traînée fibreuse, d'ailleurs peu
abondante, qui retient dans ses mailles des *cylindres d'épithélium devenu pavimenteux* par segmentation de la matière
amorphe d'interposition. Ces cylindres ne sont plus entourés
de membrane propre glandulaire. Les épithéliums, outre le
changement qu'ils ont éprouvé par le passage à l'état de
cellule, et l'hypergénèse dont ils sont le siége, se sont encore
énormément hypertrophiés. *Toutes les cellules sont nucléolées.
Quant aux points jaunes qu'on remarque au centre de la tumeur,
ce sont des épithéliums passés à l'état phymatoïde* par la présence
dans l'intérieur des cellules d'une grande quantité de gra-
nules graisseux réfractant fortement la lumière, et qui mas-
quent le nucléole et même le noyau.

3° *Sarcome nucléaire.* — L'observation suivante
que je dois à l'obligeance de M. le Dr Simon Duplay
en est un bel exemple.

Obs. 12 . — M. B..., jouissant d'une bonne santé habituelle, sans antécédents cancéreux dans sa famille, me
fut adressé par le professeur Lasègue dans le courant du
mois d'avril 1869. Il était porteur d'une petite tumeur du
sein gauche, ayant débuté quelques mois auparavant, sans
cause appréciable, et tendant à s'accroître assez rapidement
depuis deux mois.

Cette tumeur, qui présente le volume d'un gros œuf de
poule, occupe le segment externe du sein gauche, en dehors
du mamelon, et est allongée transversalement. La peau qui
la recouvre, légèrement violacée et parcourue par quelques
vaisseaux dilatés, adhère sur la partie la plus saillante.

La tumeur est libre d'adhérences sur les parties profondes. Sa consistance est molle et donne la sensation d'une fausse fluctuation; elle est à peu près indolente, et devient seulement, de temps à autre, le siége de quelques élancements.

Il n'existe aucun engorgement ganglionnaire dans l'aisselle.

Je diagnostique une tumeur de nature maligne, et je conseille l'ablation.

L'opération est faite le 17 avril, avec anesthésie.

La tumeur est circonscrite à l'aide de deux incisions courbes, de manière à emporter la portion de peau adhérente, puis disséquée à sa face profonde, et facilement enlevée.

L'écoulement sanguin a été peu abondant; deux ou trois ligatures ont suffi.

La guérison de la plaie a été entravée par un érysipèle survenu quelques jours après l'opération; mais, à la fin du mois de mai, la cicatrisation était complète.

J'ai revu le malade il y a quelques jours, c'est-à-dire plus de trois ans après l'opération; la santé générale est parfaite, et il n'existe aucune trace de récidive.

L'examen microscopique de la tumeur a montré qu'il s'agissait d'un sarcôme nucléaire. Indépendamment de quelques cellules fusiformes en très-petit nombre, la presque totalité de la tumeur était constituée par des noyaux libres, réunis en masses par une substance intermédiaire peu abondante.

4° *Carcinomes.* — On peut lire dans la Physiologie pathologique de M. Lebert (p. 317) la description d'une pièce qui doit être un carcinome; mais le fait suivant que j'emprunte à la Revue photographique 1871, en est un spécimen incontestable.

Obs. 13. — Cancer du sein chez l'homme, par M. Thaon,
interne des hôpitaux de Paris.

Carr..., Louis, âgé de 50 ans, entre à l'hôpital de la Pitié,
dans le service de M. Trélat, le 28 avril 1871.

Cette homme est porteur d'une grosse tumeur du sein
droit qui lui est apparue il y a neuf mois. Elle a débuté par
une petite croûte au niveau du mamelon et par une tuméfaction de la région; des élancements partant de la région s'ir-
radiaient au loin. Ces élancements ont cessé bientôt pour
ne plus reparaître; la tuméfaction a augmenté graduellement.

État actuel. — Au niveau du sein droit, tumeur dure, indolente à la pression; mobile en masse sur les couches profondes, du volume d'un sein de femme pubère. Peu adhérente partout, rouge et très-amincie vers l'aréole. Mamelon
perdu au milieu de végétations papillaires, recouvertes de
croûtes jaunâtres.

Ganglions mobiles, non douloureux, dans l'aisselle corres-
pondante.

Rien à noter dans les autres régions du corps. On diagnostique une tumeur maligne du sein, et l'ablation est
décidée.

Opération. — La périphérie de la tumeur est circonscrite
par deux incisions en ellipse, la queue de l'ellipse se prolonge
du côté de l'aiselle; les ganglions et le sein sont ainsi extir-
pés. On panse à plat avec la charpie trempée dans l'eau de
Pagliari.

Examen de la tumeur. — La tumeur n'a pas de limites
tranchées; le tissu pathologique s'avance sous forme de
traînées dans les couches voisines, et envahit partiellement
le grand pectoral. La coloration est blanc-grisâtre. A la
coupe, on obtient un suc laiteux, dans lequel on trouve au
microscope une grande quantité de cellules, la plupart très-

Horteloup.   7

volumineuses, contenant un ou deux noyaux à nucléoles brillants.

Sur des coupes durcies et traitées par le pinceau, on obtient un tissu alvéolaire ; les parois sont formées par du tissu fibreux. Dans l'intérieur des alvéoles on trouve encore des cellules qui n'ont point été chassées par le pinceau ; elles ressemblent à celles qui étaient contenues dans le sac.

Tel est le type général du tissu, mais, selon les régions, les alvéoles apparaissent plus petits, d'un aspect squirrheux plus marqué ; ailleurs les parois sont plus minces et les cellules plus nombreuses.

L'examen microscopique, d'accord avec la clinique, permet d'affirmer l'existence d'un cancer du sein.

L'examen histologique a été fait M. Malassey, dans le laboratoire de M. Ranvier, au Collége de France.

Le malade est sorti à peu près guéri de sa plaie le 15 juillet.

Il serait bien important de connaître exactement le point de départ de la lésion ; est-ce dans la peau qu'elle débute, dans la glande elle-même, ou dans les conduits galactophores qui existent dans le mamelon ? D'après les recherches que M. Cornil a bien voulu faire sur la pièce dont je viens de rapporter l'examen, ce savant micrographe a pu affirmer que le point de départ avait eu lieu dans le derme comme un cancroïde né profondément, aux dépens des glandes de la peau qui recouvre la réguin mammaire et que la glande elle même avait peu participé à sa formation.

Mais il est quelquefois impossible de déterminer le point de départ de ces lésions morbides, et dans l'examen pratiqué par M. Malassez sur la pièce de

M. Thaon, rien ne pouvait élucider cette question. (Com. orale.)

§ 6. *Pronostic*. — Le cancer du sein chez l'homme est-il aussi grave que celui de la femme ou a-t-il au contraire une gravité moindre ? Ici l'opinion courante n'est pas très-bien fixée.

M. Velpeau avait longtemps professé que les cancers ne tendaient ni à se disséminer ni à gagner au large; mais de nouveaux faits observés par lui en quelques années, avaient considérablement modifié ses idées. Voyons ce que nous donnera le dépouillement des opérations;

1° Il n'est pas douteux qu'un cancer du sein puisse envahir et détruire profondément les tissus environnants. Je ne ferai que rappeler le cas publié par Lawrence, *Med. ch. Trans.* « Une masse énorme d'une substance très-dure, très-coriace, recouvrait la poitrine jusqu'à la clavicule et remplissait l'aisselle. Les côtes et la peau étaient comprises dans la tumeur. »

Le fait suivant, moins connu, que j'emprunte à thèse de M. Lefebvre (Saccaza) montre bien ces affreux ravages.

Obs. 14. — En 1840, ce malade vit se former tout à coup et sans cause connue, à la région mammaire du côté gauche, une tumeur de la grosseur d'une amande, et qui alla chaque jour en augmentant de volume. Trois ans après, il entrait à l'hôpital, la tumeur ayant alors le volume des deux poings. Le malade fut pris d'une dyspnée croissante et mourut trois mois et demi après son entrée.

Autopsie. — La peau qui recouvrait cette tumeur, incisée crucialement, présenta une épaisseur double au moins de celle du côté opposé ; ce tissu cellulaire sous-jacent participait à l'altération de la glande, se confondait avec la peau qu'il faisait adhérer à la tumeur ; je l'enlevai pourtant en empiétant sur le tissu cellulaire malade, et la tumeur m'apparut alors du volume de deux poings ; je la saisis à pleines mains pour lui faire exécuter des mouvements, mais elle resta dans une immobilité complète ; j'en coupai la plus grande partie et je reconnus l'homogénéité du tissu qui la composait, tissu qui offrait tous les caractères du squirrhe, d'une consistance presque cartilagineuse et sans aucun point de ramollissement soit à l'intérieur, soit à l'extérieur. En cherchant à enlever le reste de la glande, je m'aperçus qu'elle était adhérente au muscle grand pectoral. Ce muscle, incisé près de l'humérus et détaché ensuite de dehors en dedans, avait contracté avec les côtes une adhérence interne et participait, dans toute la partie sous-jacente, à la glande mammaire, à la même dégénérescence squirrheuse que ce dernier organe ; dans quelques endroits, il présentait quelques points ramollis et qui commençaient à devenir diffluents. Le muscle petit pectoral, vers son bord inférieur, était aussi malade, et le tissu squirrheux se continuait vers un chapelet glandulaire s'étendant sous lui et dans le creux de l'aisselle. Presque tous ces ganglions étaient de nature évidemment squirrheuse ; l'un d'eux se prolongeait entre le troisième et le quatrième espace intercostal et semblait s'enfoncer dans le thorax. Comme la tumeur avait dépassé la ligne médiane et s'étendait jusqu'à un demi-centimètre environ du bord droit du sternum, une dizaine de ganglions axillaires du côté droit avaient également éprouvé la dégénérescence cancéreuse.

La poitrine étant ouverte, j'y découvris les désordres suivants : entre le troisième et le quatrième espace intercostal, existait, de l'extérieur à l'intérieur, une communication de la masse squirrheuse au moyen du ganglion dont j'ai parlé tout à l'heure.

Les muscles intercostaux internes et la plèvre participaient à la dégénérescence, et cette dernière membrane, incisée sur les côtés avait 5 ou 6 lignes d'épaisseur. Dans toute la moitié antérieure des deux poumons, il était impossible de reconnaître la structure normale de ces organes ; partout un tissu homogène dur, lardacé, criant sous le scapel. Le péricarde que j'ouvris me parut au moins quadruple de volume : il était de tous les côtés adhérent aux poumons avec lesquels il se confondait ; ses lésions squirrheuses dans toute son étendue, offraient environ de 6 à 8 lignes d'épaisseur. Tout le tissu cellule qui environne l'aorte, l'artère et les veines pulmonaires, les veines caves, l'œsophage, les bronches et la trachée, présentait la dégénérescence squirrheuse et enlaçait fortement tous ces viscères les uns aux autres, de manière à les confondre en une masse lardacée de laquelle il était impossible de les séparer.

2° Le cancer du sein peut aussi être l'expression d'une affection cancéreuse constitutionnelle ; ainsi dans un des cas dont M. H. Larrey entretint la Société de Chirurgie (1850) il est dit qu'un des sujets « ne se trouvait pas opérable, en raison de la diathèse cancéreuse qui s'était localisée sur d'autres points, notamment sur le rectum. »

Une des illustrations de cette Faculté atteint d'un cancer généralisé de la peau eut une manifestation localisée au sein.

3° Le cancer du sein peut être le point de départ d'une généralisation cancéreuse.

Ainsi nous trouvons dans Paget (Path. Chir.) la relation suivante.

Obs. 15. — Homme de 40 ans, compositeur, cancer du

sein ayant débuté depuis cinq ans squirrhe ulcéré; peau remplie de tubercules dans tout le voisinage. Pas de douleur.

Opération impossible.

Ce malade mourut avec un *Cancer de la grande aile droite du sphénoïde*.

Chez un malade observé par MM. Stanley et Buraws, le sein droit était atteint depuis 13 mois. Il y avait du cancer dans les vertèbres et les os.

L'observation la plus complète et la plus détaillée du cancer généralisé est la suivante, publiée par MM. Mercier et Stansky (Société anatomique.)

Obs. 16. — Cancer du sein chez un homme. Ablation. Récidive. Mort. Dégénérescence et ramollissement des os. Squirrhe du foie.

Rollesme, ancien instituteur, célibataire, admis à Bicêtre le 23 octobre 1832, était âgé de 52 ans lorsqu'il entra à l'infirmerie pour une tumeur cancéreuse du sein droit. (Août 1834.)

Cet homme, d'un tempérament nerveux, né de parents dont aucun n'a été affecté de maladie cancéreuse, est depuis son enfance sujet à de fortes migraines, qui plus tard allèrent en augmentant. A 10 ans, il eut assez souvent des épistaxis abondantes qui cessèrent à un âge déjà avancé pour ne plus revenir.

Il y a six ans, se promenant par un temps très-chaud, il remarqua un peu de sang à ses doigts, ayant recherché d'où ce sang pouvait provenir, il en vit aussi à sa chemise et reconnut que ce sang suintait de son mamelon droit, il n'y éprouvait cependant ni douleur, ni cuisson, et un an complet se passa sans que rien ne réveillât son attention de ce côté. Au bout de ce temps, dans le même mois, par une température élevé, une nouvelle hémorrhagie eut lieu par le même

mamelon; dans les deux cas il ne s'écoula que quelques
gouttes de sang, mais après ce second accident, il resta dans
le mamelon une douleur, peu vive il est vrai ; ce n'est
qu'un an après que le malade sentit dans cet endroit une induration qui, pendant deux ans, ne fit que très-peu de
progrès.

Cependant, des chagrins multipliés, une nourriture insuf-
fisante, une maladie de poitrine, le réduisirent à un tel état
de faiblesse qu'il ne pouvait se lever. Il entra dans cet état à
Bicêtre.

Son état général s'améliora, mais depuis deux ans la tumeur se mit à augmenter et les douleurs devinrent plus
vives, lancinantes, en même temps les migraines dimi-
nuèrent.

Au mois de juin 1837, une douleur dans l'aisselle du côté
malade lui fit porter la main, et il y reconnut trois petites
glandes indurées, un peu douloureuses, enfin l'augmentation du sein, et les douleurs violentes qu'il y éprouvait le décidèrent à recourir à la chirurgie.

La tumeur du sein avait alors 3 pouces de largeur et 1
pouce et demi de hauteur ; elle était mobile sur les parties
sous-jacentes, mais elle adhérait à la peau qui, à l'extérieur,
n'offrait de remarquable que la saillie de la glande et un peu
de rougeur. La tumeur était le siége de douleurs atroces.
Au milieu de l'aisselle, au niveau de l'endroit où le grand
pectoral se détache de la poitrine, se trouvait un groupe
formé de trois ganglions durs et assez douloureux à la pression. Plus haut s'en trouvaient trois autres ; l'un couvert
par le grand pectoral, un autre situé tout près des vaisseaux
axillaires. Tous étaient très-mobiles. Le 30 août on procéda
à l'extirpation de ces diverses tumeurs.

Celle du sein était formée d'une substance grisâtre ou
plutôt d'un blanc très-mat, dure dans toutes ses parties. Dans
quelques endroits se trouvaient de petites masses, grosses
comme un pois, de matière jaune friable. Vers la partie
externe existaient des stries très-nombreuses de substance
noire. La peau était adhérente. Parmi les ganglions, les uns

étaient formés de matière squirrheuse blanchâtre, d'autres remplis de matière jaune semblable à celle du sein.

L'opération n'offrit rien de particulier. Le 2 octobre, la cicatrice du sein était complète, celle de l'aisselle ne le fut que le 15, et le 2 novembre le malade sortit de l'infirmerie sans éprouver le moindre mal aux endroits qui avaient été le siége du mal.

Mais dans le courant de décembre il revint avec une récidive. Trois ou quatre petites tumeurs du volume d'une lentille et mobiles sous la peau. La peau s'ulcèra, des hémorrhagies survinrent, les douleurs étaient insupportables.

Un jour, en voulant soulever le bras droit, il *se produisit une fracture à l'extrémité interne de la clavicule* dont la consolidation ne se fit pas attendre. Au siége de la fracture surtout, une tumeur considérable, douloureuse au toucher, suivie du développement d'une tumeur semblable sur l'autre clavicule.

Les douleurs continuèrent dans toute la région thoracique ; les tibias devinrent le siége de douleurs très-vives, il y survint du gonflement et de la rougeur. Le malade fut pris de syncopes fréquentes, il fut obligé de ne plus bouger de son lit. Le 3 août 1866, il fut pris d'une quinte de toux et mourut en six heures.

Autopsie. Après avoir enlevé la peau, on voit dans la région du sein droit, au devant du sternum, une substance blanche, lardacée, criant sous le scalpel. Au-dessous, existaient des fractures de côtes récentes. Les extrémités des sept premières côtes, de chaque côté, le sternum, les clavicules sont complétement envahis.

Le foie contient 4 ou 5 tubercules squirrheux.

Cette généralisation du cancer est-elle rare ? est-elle fréquente ? Il est impossible, comme nous le verrons, de pouvoir répondre à cette question, car on perd trop vite les malades de vue.

Une fois ces trois points éliminés, quels sont les résultats que donnent les observations ?

Sur le relevé des soixante-dix observations, je ne trouve que onze indications de récidives : deux malades, à l'époque où leurs histoires ont été publiées, venaient de subir une nouvelle opération ; l'un (18ᵉ obs.) avait vu la tumeur réapparaître trois se·maines après la cicatrisation ; l'autre (65ᵉ obs.) avait été opéré trois mois auparavant. Que sont devenus ces opérés? Rien ne peut nous le dire.

Un malade (obs. 67ᵉ) examiné par M. Ricord, en pleine récidive, six mois après l'opération, a été perdu de vue.

Dans les huit autres observations, quoique nous ne puissions dire à quelle époque les malades se sont aperçus de leur récidive, il est fort probable que le mal a dû repulluler rapidement, car, si nous prenons la moyenne du temps qui s'est écoulé depuis l'opération jusqu'à la mort du malade, nous trouvons que la terminaison fatale est arrivée dans un laps de temps qui n'a guère dépassé 13 mois.

En regard de ces onze cas de récidive, dont huit ont pu être suivis jusqu'à leur mort, nous trouvons 24 opérations d'ablations sur lesquelles nous n'avons de renseignements positifs que sur trois. Un avait été revu bien portant quatorze mois après son operation (obs. 32) ; un second est mort d'une maladie intestinale six ans après (obs. 36) ; et enfin l'opéré de M. le Dʳ Duplay, jouit d'une excellente santé, plus de trois ans après l'ablation.

Que sont devenus les vingt et un autres opérés ? comment se fait-il qu'on ne les retrouve plus signalés dans les services des hôpitaux ? Vont-ils particuliè-rement se livrer aux charlatans ? Ont-ils obtenu une

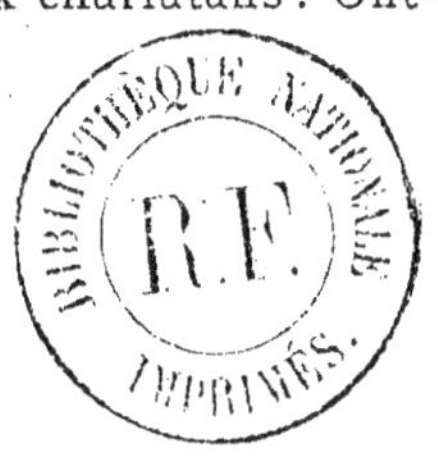

guérison complète ? A ces questions, nous ne pourrons répondre qu'une chose : nous avons vu que plusieurs espèces de tumeurs malignes peuvent survenir dans les glandes mammaires, les formes les moins mauvaises sont peut-être les plus fréquentes.

§ 7. *Etiologie*. — L'étiologie du cancer du sein chez l'homme est assez obscure.

Dans un cas de M. le Dr Ollier, il est dit que l'hérédité est probable, dans celui que M. Colson a rapporté (1850, *Pathol. society*). La mère et la grand'-mère paternelle étaient mortes d'affection cancéreuse Un malade, que Roux opérait pour une récidive, avait eu ses deux sœurs mortes de cancer du sein.

Ce sont les seuls faits dans lesquels on peut admettre l'hérédité.

Dans treize observations, j'ai trouvé signalée une cause traumatique : coups, pressions répétées, frottements; quel rôle faut-il faire jouer à ce traumatisme ? Je ne saurais le dire, mais on sait avec quel empressement les malades rapportent à une cause violente, les tumeurs dont ils sont atteints et je dirai, de plus, que beaucoup de ces observations ont été prises à une époque où les chirurgiens admettaient beaucoup les idées de dégénérescence.

§ 8. — *Diagnostic*. — Le premier point que le chirurgien doit préciser est de savoir s'il se trouve en présence d'une tumeur dont le point de départ est dans le sein.

Lorsque la tumeur est mobile sur les parties profondes, il est facile de se décider ; mais si des adhérences avec le grand pectoral, les côtes, .se sont développées, on peut avoir quelque hésitation. Morel-Lavallée a communiqué à la Société de chirurgie l'histoire d'un individu porteur d'une tumeur enchondromateuse, que l'on avait cru avoir débuté dans le sein ; les doutes furent levés par l'électrisation du grand pectoral, dont les contractions superficielles permirent de reconnaître le passage au-dessus de la tumeur.

Le diagnostic différentiel du cancer du sein chez l'homme ne paraît pas devoir être très-difficile, si on s'en rapporte aux observations qui ont été publiées, mais il faut dire que bien souvent les observateurs ne motivent en aucune manière leur diagnostic, ils se contentent de dire : « Le doute n'était pas possible, les caractères étaient manifestes. »

Je crois en effet qu'il est difficile de confondre une tumeur cancéreuse avec des abcès chauds, froids ou avec les kystes des seins ; dans ces différentes maladies la fluctuation viendra lever tous les doutes.

Pour les tumeurs solides, l'hésitation peut exister ; une mammite des adultes survenant, contrairement à ce que nous avons vu, dans un âge avancé ; un fibrome se compliquant de mastite, peuvent être difficiles à différencier d'une tumeur cancéreuse.

Je crois qu'il faut mettre le malade en expectation pendant quelque temps avant de se décider, et, dans le fait que j'ai pu observer, grâce à l'obligeance de M. Azam, on a dû certainement craindre de voir le développement d'un cancer,

Mais, en se rappelant la dureté, les bosselures que présente le cancer, l'adhérence de la peau en se fixant sur l'âge du malade, particulièrement après 40 ans, on doit pouvoir établir son diagnostic.

Lorsque le cancer est arrivé à la période d'ulcération; la marche de la maladie ne permettra pas de se laisser induire en erreur.

Je rappellerai seulement une maladie, qui dans certaines régions, a été confondue avec le cancer; je veux parler des chancres indurés survenant auprès des mamelons. Mon excellent maître M. le Dr Ricord, m'a dit qu'il avait souvent vu des chancres infectants du sein qu'un examen superficiel aurait pu faire prendre pour des ulcérations cancéreuses, mais, en se rappelant que le chancre induré du mamelon s'accompagne toujours d'adénopathie rapide, tandis que, dans le cancer, le retentissement sur les ganglions est toujours tardif, l'erreur sera facilement évitée.

§ 7. *Traitement.* — Je dirai peu de mots sur le traitement, car je n'ai rien trouvé qui puisse modifier la thérapeutique que nous sommes habitués à opposer au cancer du sein chez les femmes.

M. Velpeau a écrit « J'incline à croire que l'extirpation ou la destruction par les caustiques des cancers de la mamelle offre quelques chances de plus que chez la femme. » Je n'ai malheureusement pas pu trouver les preuves sur lesquelles cet illustre chirurgien se basait pour soutenir cette opinion, car je n'ai pas rencontré une seule observation de traitement par les caustiques, mais le fait suivant, que je dois à mon

excellent ami, M. le Dr Firmin, ne me paraît pas être
en faveur pour ce mode opératoire. M. X... 59 ans,
d'une bonne santé ; était tourmenté depuis quelques
années par une petite tumeur siégeant entre le mamelon et la clavicule. Cette tumeur d'un volume d'un
œuf de pigeon, était violacée, avec quelques veines
sinueuses à sa surface. En 1865, une première application de caustique de Vienne lui fut pratiquée, mais
la récidive survint rapidement. M. Velpeau conseilla la pâte arsenicale, mais le résultat ne fut pas
heureux, on eut alors recours à deux reprises différentes à l'application des flèches de pâte de chlorure
de zinc. Le mal ne fut nullement arrêté dans sa marche ; la tumeur prit un volume considérable ; aussi
M. Firmin pria-t-il M. le professeur Dolbeau d'en pratiquer l'ablation avec le bistouri. Malgré les conditions
déplorables dans lesquelles se trouvait ce malade,
M. Dolbeau, cédant aux pressantes instances du
malade, se décida à l'opérer, en 1866. Il fallut pratiquer une véritable dissection du grand pectoral, mais
le résultat fut superbe ; la plaie bourgeonna rapidement, la cicatrisation se fit dans d'excellentes conditions et en 1872, le malade jouit encore d'une parfaite santé.

Quoique cette tumeur ne siégeât pas au sein, elle
avait envahi une région assez proche pour que l'on
puisse comparer les résultats obtenus.

Aussi je crois qu'il n'y a qu'un seul moyen à opposer aux tumeurs malignes du sein, c'est l'ablation
avec le bistouri.

Nous avons déjà dit que nous manquions complétement de renseignements pour pouvoir dire ce que deviennent les malades auxquels on pratique cette opération ; mais je crois que rien ne peut être plus encourageant pour recourir à l'instrument tranchant que de donner le chiffre de morts survenu à la suite de ce procédé.

Sur 35 extirpations du sein pour cancer chez les hommes, il n'y a eu qu'une *seule mort* (obs. 55.)

Tableau des Observations, Communications et Piéces anatomiques de cancers dusein chez l'homme.

Numéros.	AUTEURS SOURCES.	Âge.	SEIN droit.	SEIN gauche.	ÉPOQUE du DÉBUT.	VARIÉTÉS.	CAUSES.	OPÉRATIONS.	RÉSULTATS de l'opération	OBSERVATIONS.
1	Travers (Trans. med. chir. 1832).	58		1	3 ans.					Infection générale. Ganglions volumineux. Immobilité du bras.
2	Colson (Soc. Path. de Londres, 1850).	53			9 mois.	Carcinôme.				Mère et grand'mère paternelle mortes de cancers.
3	Warren.	30	1		6 mois.		Spontauée.	Ablation.	Cicatris. lente.	La dégénérescence s'étendait sur la peau environnante. La cicatrice persistait intacte quelques mo's après l'opération.
4	Lancet, 1826.	25			3 ans.	Squirrhe.		Id.	Id.	Léger écoulement par le bout des seins.
5	Lisfranc.	45						Ablation.		Pas de renseignements.
6	Pièce tirée du Collége des chirurgiens.									Id.
7	Lawrence (Trans. med. ch., t. VIII.	35	1		15 mois.					Hémorrhagies. Cancer généralisé. Ganglions axiliaires volumineux.
8	Carpentier-Méricourt.	54	1		3 ons.		—	Ablation.	Cicatrisation.	Récidive peu de temps après.
9	Id.	51			8 ans.		Traumatisme Contusion.	—	—	
10	Id.	68	1		2 ans			Ablation.	Cicatr. rapide.	Ganglions axillaires furent liés pendant l'opération.
11	Musée de St-Barthélem.	48			6 mois.			Ablation.	Id.	Le muscle pectoral était envahi.
12	Id.	45	1		13 mois.					Mamelon rétracté. Cacer des os et des vertèbres.
13	Paget, Path. ch.	40			5 ans.	Squir. ulcéré				Cancer de la grande aile du sphénoïde. Mort par infection.
14	Deguise (Soc. de ch., 1850).	68			6 mois.	Encéphaloïde.		Ablation.		
15	Richet (Gaz. des hôp., 1850.	55	1		10 ans.	Carcinôme.		Ablation.	Cicatris. lente. Erysipèle.	

(SUITE.)

Numéros.	AUTEURS SOURCES.	Âge.	SEIN		ÉPOQUE du DÉBUT.	VARIÉTÉS.	CAUSES.	OPÉRATIONS.	RÉSULTATS de l'opération	OBSERVATIONS.
			droit.	gauche						
16	The Lancet.	46	1		4 ans.			Ablation.	Cicatrisation.	Cicatrice persistait au douzième mois; mais il survint dans la peau environnante des tubercules cancéreux. Cachexie.
17	Id.	64		1	6 ans.			Id.	Id.	Cicatrice intacte au sixième mois. Tubercules cancéreux dans la peau survenus depuis l'opération.
18	Bull. thér.	64	1		2 ans.	Carcinôme.	Hérédité.	Id.	Id.	Trois semaines après la cicatrisation récidive. Sœurs mortes de cancer. Nouvelle opération avec extirpation des glandes axillaires. Pas de renseignements ultérieurs.
19	Fergusson (Lancet, 1861.	35		1	7 mois.			Id.	Id.	Ganglions axillaires engorgés qui furent enlevés.
20	Warmald (St-Barthél. hosp.).	52	1		12 mois.	Squirhe.	Traumat. léger			Adénite axillaire.
21	Cooke (Lancet, 1859).	67				Sq. atrophique				
22	Id.	45		1	4 ans.	Squirrhe.				
23	Hôp des cancéreux, Londres,	56			1 an.	Carcinôme.	Traumatisme.			
24	Cruveilhier (Atl. anat. path.).	40				Cancer fungiforme.	Coup d'épée.	Ablation.	Cicatrisation.	Récidive au bout de huit mois. Nouvelle opération. Nouvelle récidive. Troisième ablation avec cautérisation au fer rouge. Récidive et mort.
25	Mercier et Stanski S. An.	52	1		4 ans.			Opération.	Cicatrisation.	Hémorrhagies par le mamelon, deux ans avant le début. Récidive. Cancer des os. Ganglions axillaires.

(SUITE.)

Numéros.	AUTEURS SOURCES.	Âge.	SEIN droit.	SEIN gauche	ÉPOQUE du DÉBUT.	VARIÉTÉS.	CAUSES.	OPÉRATIONS.	RÉSULTATS de l'opération	OBSERVATIONS.
26	Lebert (An. phys.).	45			6 mois.	Carcinome.	Traumatisme.			Ulcérations.
27	Lancet, 1857.	58		1	2 ans.		Pressions répétées.			Ulcérations au bout de dix-sept mois. Adénite axillaire. Dyspnée. Généralisation.
28	Dublin, Quaterly Journal.	35		1	2 ans.	Variété de fibro-plastiq.		Opération.	Cicatr. rapide.	Ganglions axillaires qui furent enlevés.
29	Thaon (Soc. anatomiq., 1871).	50	1		9 mois,	Carcinome.		Ablation.	Cicatr. rapide.	Ganglions axillaires qui furent enlevés.
30	Farr.	70		1		Squirrhe.				
31	Milton (The Lancet, 1848),	71			4 ans.					
32	Bercketl.	44						Ablation.	Cicatrisation.	En bon état quatorze mois après.
33	Dr Bransdy Cooper (Guy's Hosp.).	41			8 ans.			Id.	Id.	Ulcérations avec hémorrhagies fréquen es. Ganglions axillaires.
34	Dr South (Lancet, 1850).	60	1		4 ans.		Contusion.			Ulcérations.
35	Dr Brodie (Pièce anat.)				—	Carcinome.	—			
36	C. Hawkins.	64			8 ans.	Carcinome.	Contusion.	Opération.	Cicatrisation.	Mort six ans après sans récidives.
37	Arnott (Lancet, 1842.).	84		1	18 mois.	Carcinome.		Opération.	Id.	Ganglions axillaires.
38	Liston (University college).	45			6 mois.					Mamelon rétracté.
37	Pièce du M. Un. coll.									
40	Id.				—	—	—	—	—	Mamelon étendu en surface.
41	Paget.	73			2 ans.					

Numéros.	AUTEURS (SOURCES.	Âge.	SEIN droit.	SEIN gauche	ÉPOQUE du DÉBUT.	VARIÉTÉS.	CAUSES.	OPÉRATIONS.	RÉSULTATS de l'opération	OBSERVATIONS.
42	Marcowitz (Soc. anat.)	—	—	—	—	Carcinome.				
43	Bourdillat (Soc. anat., 1866.	68	—	—	—	Fibro-plastiq.	—	?	—	
44	Lancet, 1864.	60	1	—	4 mois.	Carcinome.	Press. répétées	Ablation.	Cicatrisation.	
45	Hands, cité par Milton.	52	—	—		Sq. fongoïde.	—	—	—	Mort par cachexie.
46	Roux.	—	—	1	4 ans.	Encéphaloïde.	—	Ablation.	Cicatrisation.	Deux ans avant l'apparition de la tumeur, hémorrhagies par le mamelon.
47	Pièce de Guy's hosp.	—	—	—	—	Squirrhe.	—	—	—	Ulcération imminente.
48		63	—	1	—	Squirrhe.	—	—	—	Douleurs très-violentes calmées par les injections de suc gastrique.
49	Dr Ollier.	48	—	1	1 an.	Cancer en cuirasse.	—	—	—	Pas d'opération possible. Ganglions axillaires volumineux.
50	Id.	52	—	—	3 ans.	Carcinome.	Hér. probable.	Ablation.	—	Ganglion axillaire n'étant probablement pas cancéreux, car il y en avait aussi dans l'aisselle.
51	Dr S. Duplay.	50	—	1	Quelques mois.	Sarcome nucléaire.	—	Ablation.	Cicatrisation.	Guérison parfaite trois ans après.
52	Lefebvre (Thèse de Sacaza).	—	—	1	3 ans.	—	—	—	—	Communication avec la plèvre. Ganglions axillaires volumineux.
53	Dr M. Sée.	—	—	1	5 ans.	—	—	Opération.	Cicatrisation.	Un seul petit ganglion dans le haut de l'aisselle.
54	Amer. Journal of med., 1840.	61	—	—	15 ans.	Squirrhe.	Contusion.	Ablation	Cicatr. rapid.	L'ulcération remontait à trois semaines.
55	Dr Ollier.	—	—	—	—	—	—	Opération.	Mort.	Erysipèle.

Numéros.	AUTEURS SOURCES.	Âge.	SEIN droit.	SEIN gauche.	ÉPOQUE du DÉBUT.	VARIÉTÉS.	CAUSES.	OPÉRATIONS.	RÉSULTATS de l'opération	OBSERVATIONS.
56	Dr Ollier.	—	—	—	—	—	—	Ablation.	Cicatrisation.	
57	Id.	—	—	—	—	—	—	—	—	Ganglions dans l'aisselle.
58	Lr Bernardet (Société anat.).	63	—	—	1 an.	Epithéliome.	—	Opération.	?	
59	Velpeau.	50	—	—	—	—	—	—	—	
60	Id.	48	—	1	—	—	—	—	—	Tumeurs ganglionnaires.
61	Id.	—	—	—	—	—	—	1re opération.	Cicatrisation.	Récidive dix-huit mois après. Nouvelle opération.
62	Id.	—	—	—	—	—	—	1re opération par l'érard.	Cicatrisation.	Récidive. Nouvelle opération. Mort par infection générale, dix-mois après.
63	Id.	—	—	—	—	—	—	Opération.	Id.	Mort trois mois après.
64	Id.	70	—	—	—	Encéphploïde.	—	Opération.	Cicatrisation.	Mort en 1858.
65	Prescot-Hewet.	55	—	1	2 ans.	Tubéro-cystiq.	—	Opération.	Id.	Trois mois, récidive. Nouvelle opération.
66	Baron Larrey [vieillard]	v.	—	—	—	—	Press. répétées	—	—	Malade perdu de vue.
67	Id. [véteran]	v.	—	—	—	—	Id.	—	—	Cancer général. Cancer du rectum.
68	Ricord.	45 à 50	—	—	—	—	—	Opération.	Cicatrisation.	M. Ricord vit ce malade pendant la récidive.
69	Id.	id.	—	—	—	—	—	—	—	Pas de renseignements.
70	Lannelongue.	36	—	1	18 mois.	Sq. Dissém.	—	—	—	Ganglions axillaires volumineux. Vaste ulcération.